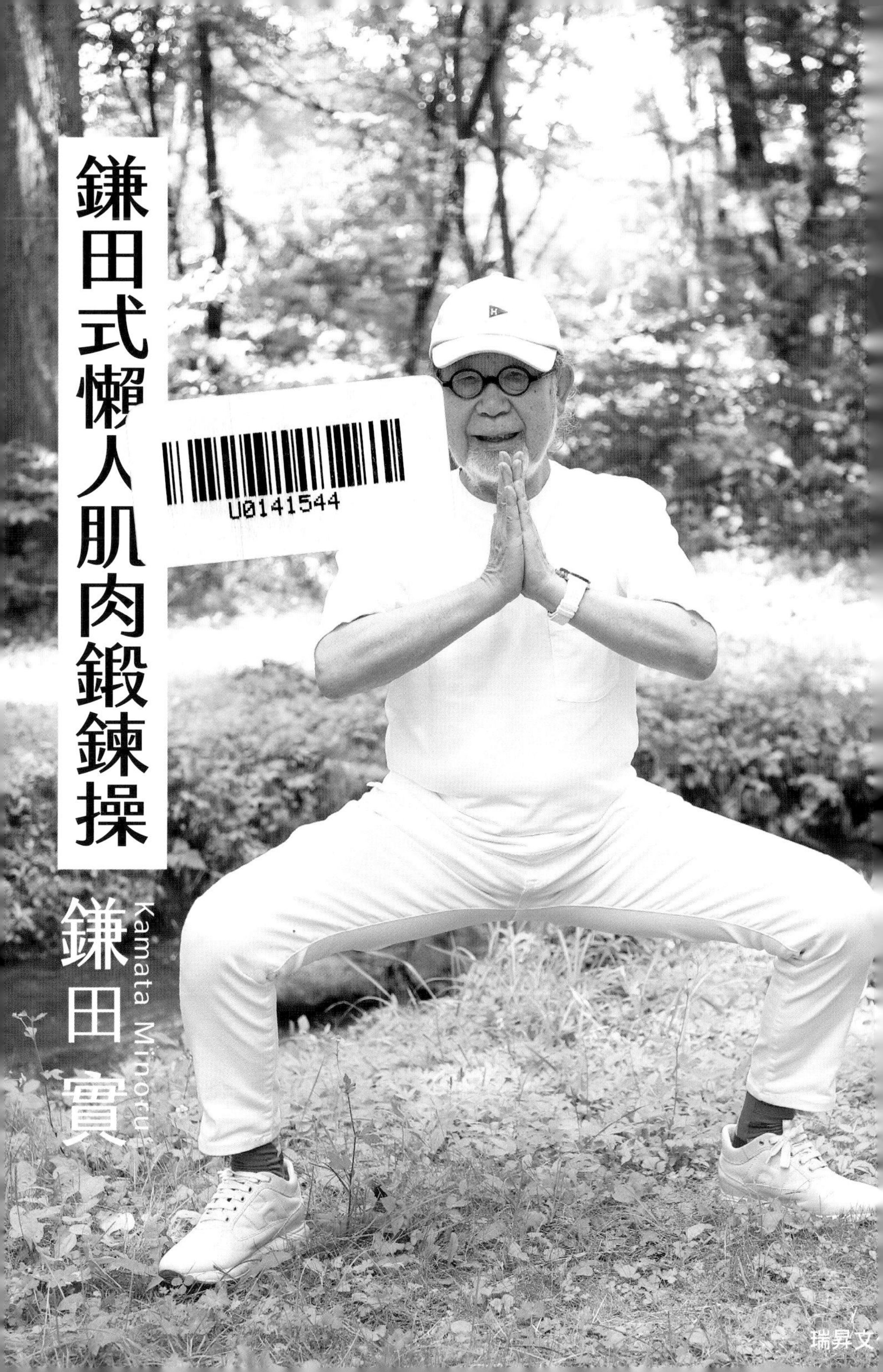

鎌田式懶人肌肉鍛鍊操

鎌田實
Kamata Minoru

瑞昇文

前言

根據2020年度的體力、運動能力調查結果（由日本體育廳所調查），可以看出比起前一年度，大部分的年齡層體力都出現了下降的現象。探究其理由，可推測是因為新冠肺炎防疫對策而導致運動不足所造成的影響。從調查結果更可發現，高齡者的體力在最近幾年明明節節上升，但在這一年卻顯著下降，特別是女性，下降的幅度更大。

為了提升體力，不可或缺的就是「肌肉」。雖然肌肉從40歲開始就會逐漸流失，但如果沒有運動的習慣，流失的速度便會加快。即使現在覺得沒什麼問題，如果不採取任何對策，也許在10年之後就會連走路都做不到、需要依賴長照保險。

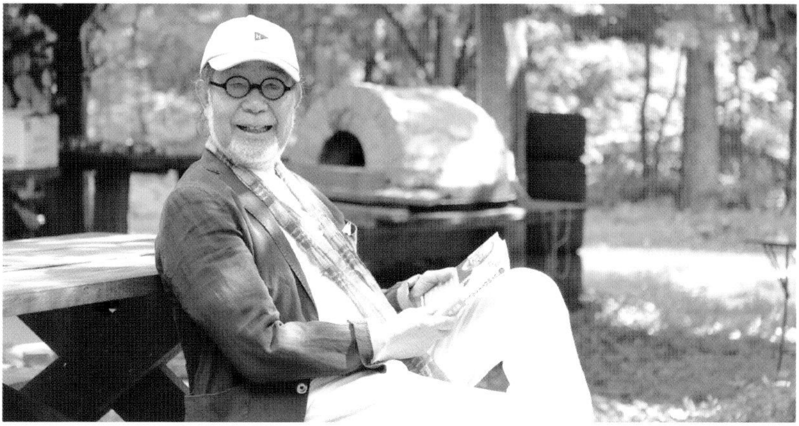

鎌田醫生表示：「即使是不擅長運動的人也不要緊，一定能夠學得會。」

要阻止這件事發生，除了進行健身訓練等運動來增加肌肉量之外，別無他法。因此，我會在這本書中介紹我自己現在每天都會做、而且在家裡就能做的運動。

只要進行本書中所介紹的運動，應該就可以擁有即使到了80歲、甚至是90歲，都還能靠自己的雙腳前往餐廳或是一個人去旅行的肌肉量吧。

幾乎所有的運動都可以在3分鐘內完成，並且還是在看電視或是在廚房裡做家事這種進行某些事情的同時可以一起做的「同步運動」。懶人如我都可以持續好幾年了，所以我相信，各位不可能做不到。

在簡單的運動之外，本書也介紹了難度較高的運動，請各位不要放棄這些運動，試著挑戰看看。我也不是從一開始就全都能完成的。不過，要是能夠成功做到，會讓人很開心。以「更上一層樓」為目標進行挑戰這件事，也和享受人生有所關聯。

實踐比理論更重要，請各位現在就馬上起身，試著做做看第1章所介紹的運動吧。

２０２１年11月　鎌田　實

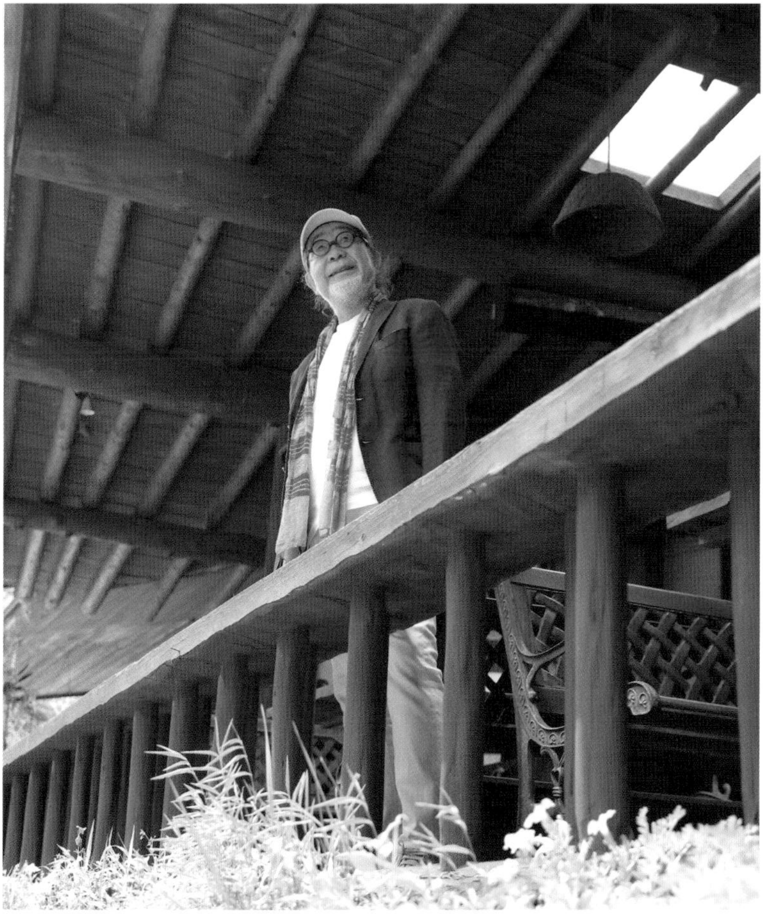

如果希望到了 80 歲、甚至是 90 歲都依然能充滿元氣地過生活，不可或缺的東西就是肌肉

目錄

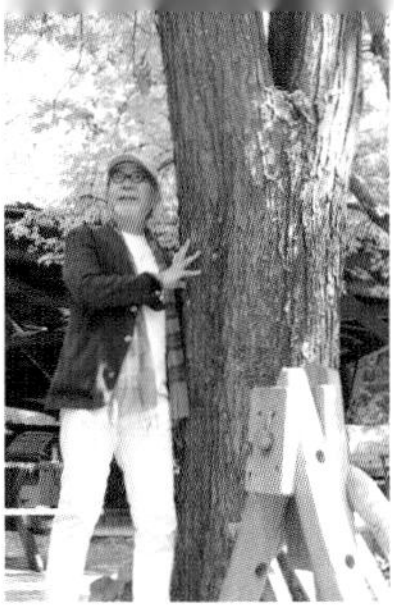

第1章

同時解決因新冠肺炎所造成的肥胖與憂鬱 提升肌力，即使到了90歲也不會失去行動能力

就這麼簡單！鎌田式 室內運動20種

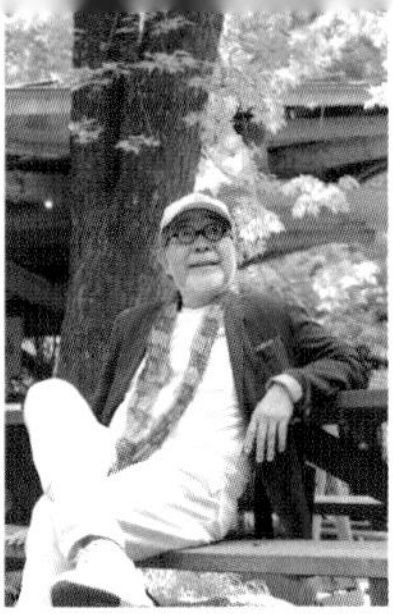

第2章

不趁現在開始「存肌肉」，到了80歲，可能會連路都走不了？
只要在「家庭健身房」改善肌力低落的問題，就算到了90歲，依然能去溫泉旅行

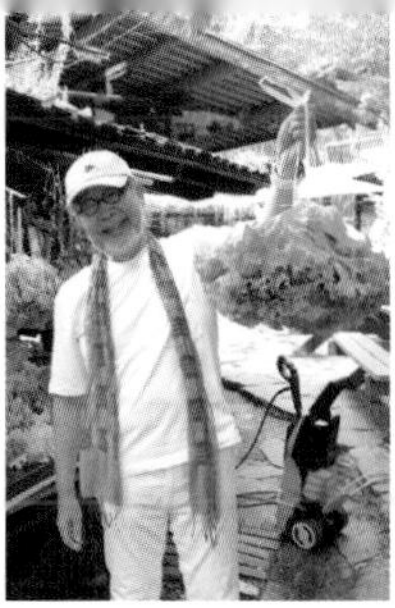

第3章

想要享受人生到最後一刻，靠的就是肌肉

即使到了90歲，依然能去餐廳用餐的飲食法

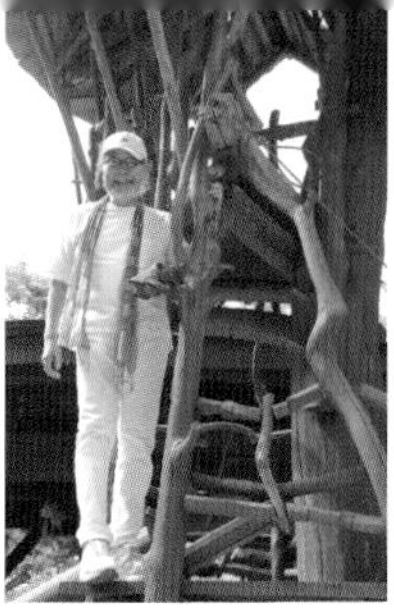

第4章

想挑戰更高的等級時，該怎麼做呢？鎌田式 開心享受人生一點都不麻煩，迎接輕鬆生活的全新發想方式

第1章

同時解決因新冠肺炎所造成的肥胖與憂鬱
提升肌力，即使到了90歲也不會失去行動能力

就這麼簡單！

鎌田式 室內運動20種

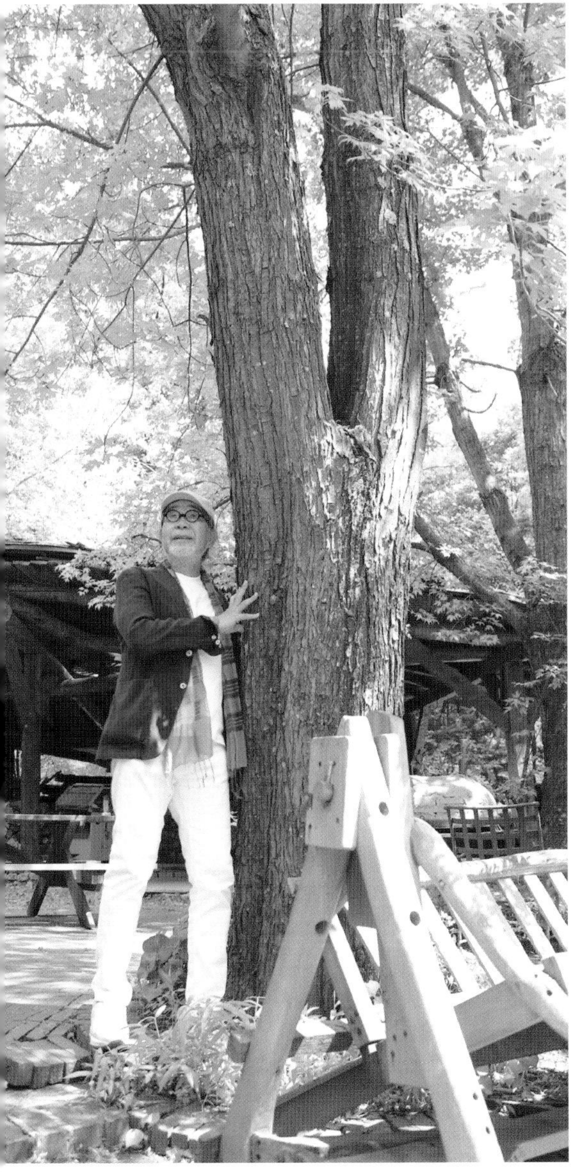

前跨弓箭步與後跨弓箭步

打造即使到了90歲也還能去餐廳用餐的肌肉

前跨弓箭步與後跨弓箭步是鍛鍊大腿肌肉的其中一種運動，因為可以減少大腿的皮下脂肪，所以也具有美化腿部線條的效果。

此外，強化被稱為深層肌肉的核心肌群，也可以減少腹部的脂肪，外表也會變得更好看。因為體幹穩定的關係，在進行高爾夫、槌球式高爾夫、桌球或滑雪等運動時，運動能力也會跟著提升。

即使是沒有特別從事什麼運動的人，只要有結實的核心肌群，就比較不容易跌倒，就算失去平衡，在緊要關頭也能穩住身體，預防摔倒。

接下來要介紹的，是我為了讓自己不要感覺疲倦、不要發胖及不要失智，實際在做的懶人體操，現在就先從其中的一兩項開始，試著做做看吧。

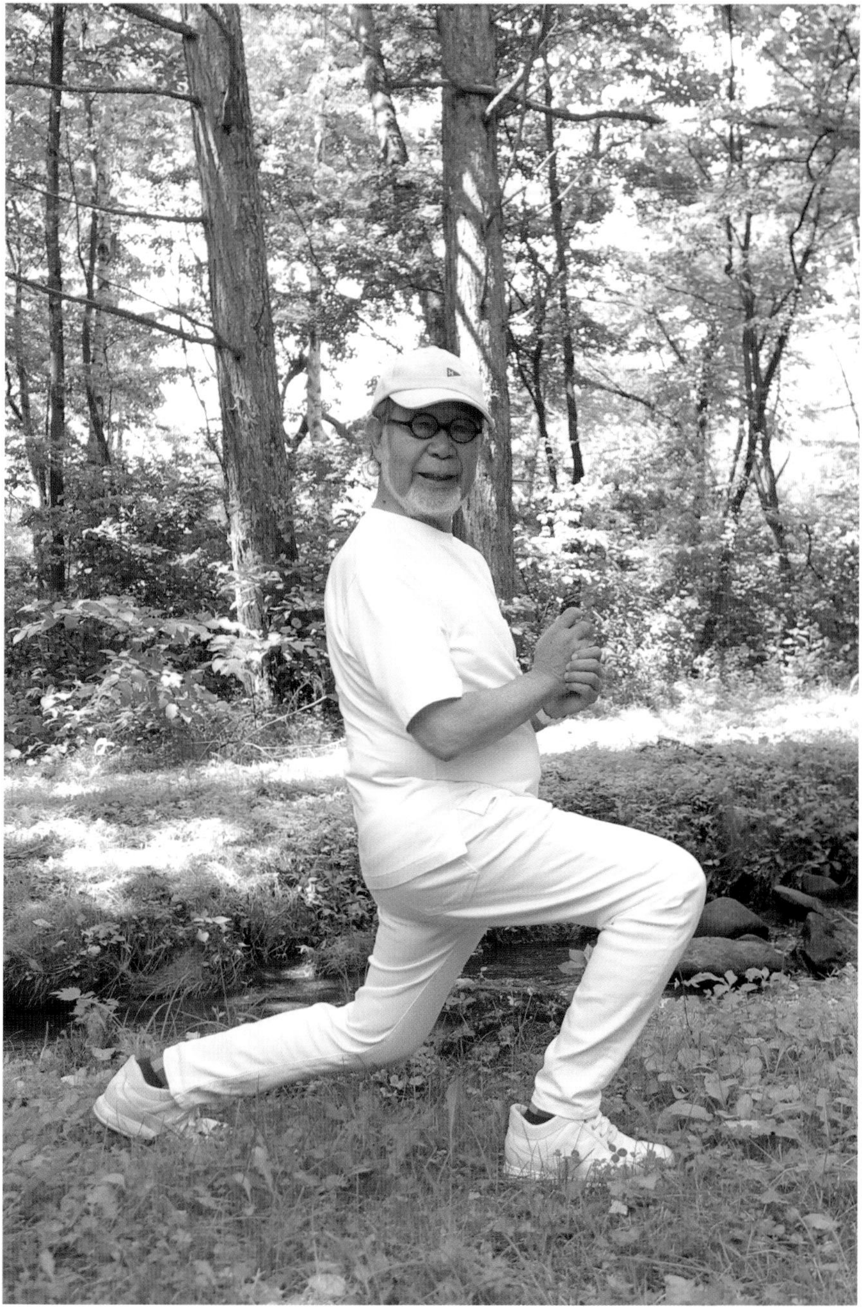

弓箭步要將身體垂直往下，直到兩膝與地面呈直角。做的時候將注意力放在腹肌上，可以同時強化核心肌群

1

強化即使到了 95 歲仍然可以自由行走的大腿肌力
同時具有減少大腿脂肪的美腿效果

前跨弓箭步

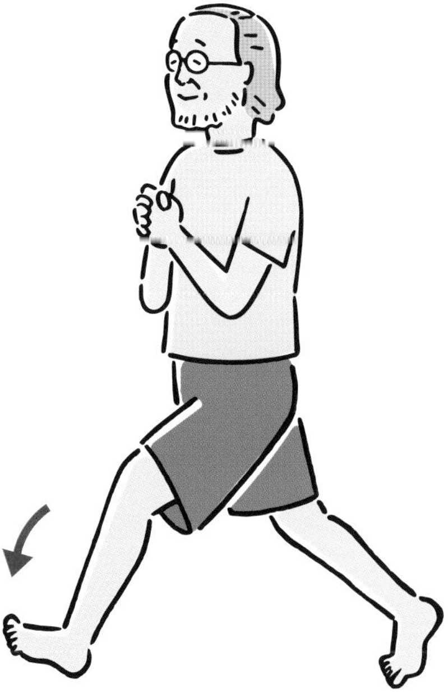

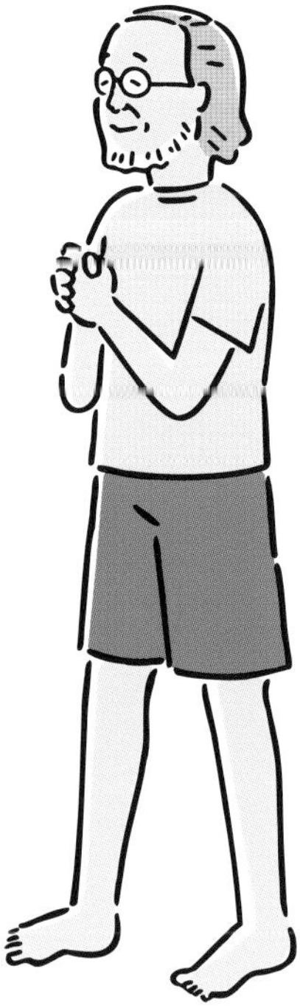

1 雙腳打開與肩同寬，背脊挺直站立，雙手在胸前交握

2 左腳向前跨出，腳步落地時，上半身不要往前傾。此時，右腳腳跟抬起懸空

進階版

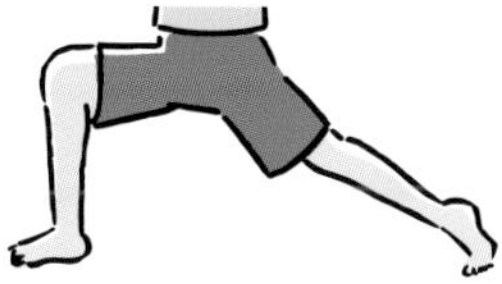

上身不動，取得平衡後，試著讓腳跨得更大步吧

重點

●腳往前跨出時，要把注意力放在腹肌上

●不要屏住呼吸（在做所有運動時皆是如此）

次數

1組

左 **10** 次 ＋ 右 **10** 次

×

1天 2 組

＊剛開始做的時候，先從做完 1 組開始

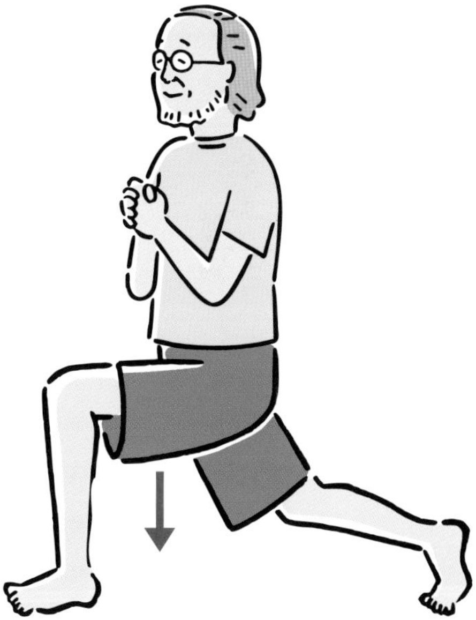

3 身體慢慢往下壓，盡可能讓兩邊膝蓋接近直角，之後讓左腳回到 **1** 的位置

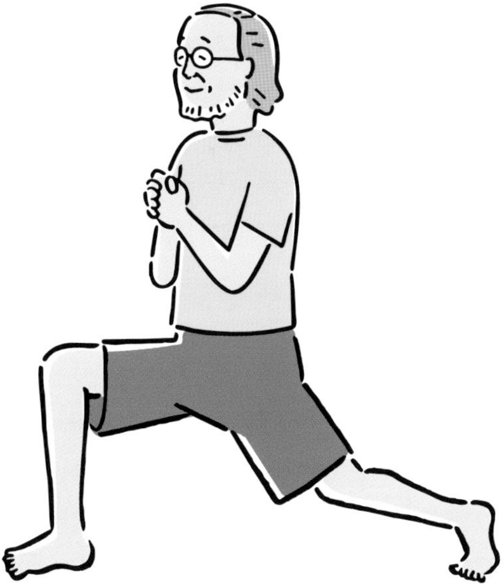

4 換邊重覆以上動作

2

強化從大腿到小腿肚的肌力
同時伸展阿基里斯腱周圍

後跨弓箭步

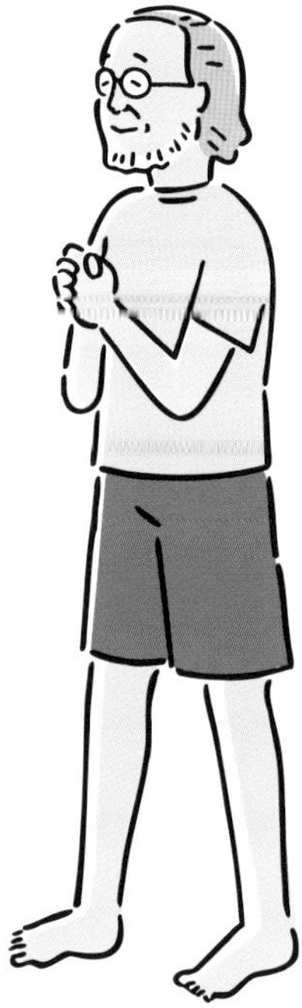

1 雙腳打開與肩同寬，背脊挺直站立，雙手在胸前交握

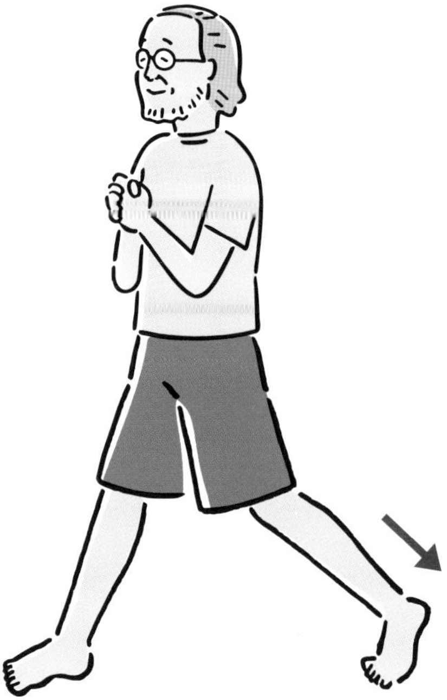

2 左腳往後伸展，讓腳跟維持離地的狀態

進階版

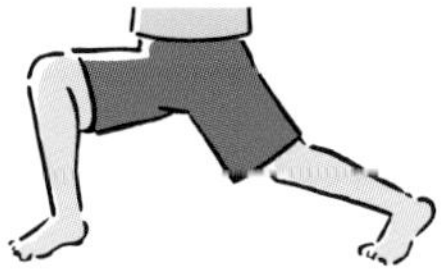

上身不動，取得平衡後，試著讓腳往後伸得更遠吧

重點

- 比起前跨弓箭步，此動作較容易搖晃。腹肌與背肌用力可以穩定姿勢
- 不要屏住呼吸

次數

1 組
左 10 次 + 右 10 次
×
1 天 2 組

＊剛開始做的時候，先從做完 1 組開始

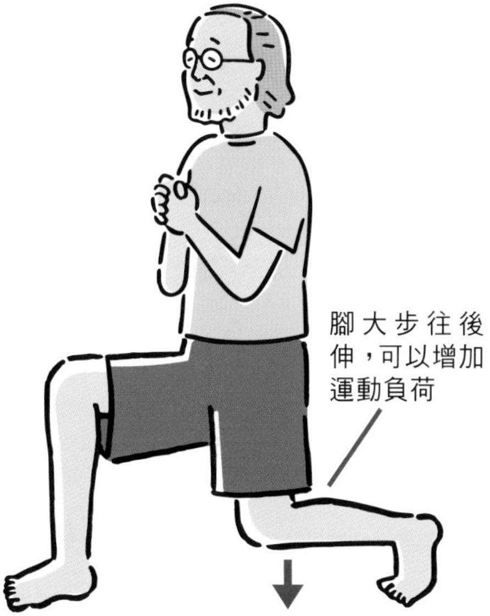

3 身體慢慢往下壓，直到兩邊膝蓋呈直角，之後讓左腳回到 **1** 的位置

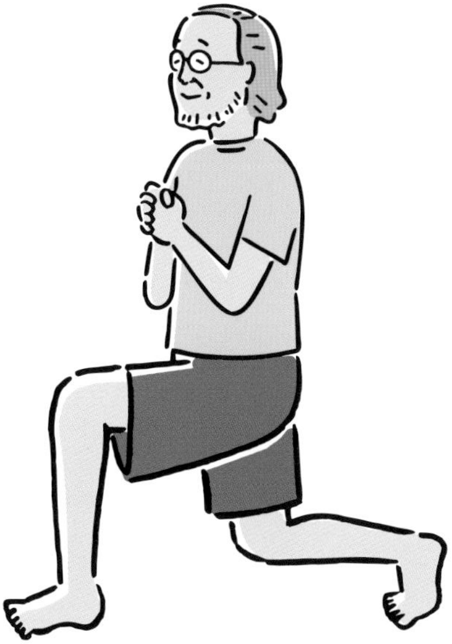

4 換邊重覆以上動作

在做完前跨弓箭步的隔天改做後跨弓箭步，以這樣的頻率每天輪流進行。每週可休息 1 天

看似輕鬆、實際費勁，但效果超好。
打造即使到了95歲也還能去溫泉旅行的肌肉

寬步深蹲與超簡單慢速深蹲

可以做到一般深蹲的人，不妨挑戰更高等級的寬步深蹲與超簡單的慢速深蹲。

寬步深蹲除了鍛鍊大腿前側的肌肉（股四頭肌）外，也會強化大腿內側的肌力、讓髖關節的活動更靈活，可以預防跌倒。因為這個運動也會鍛鍊到腹肌，所以能夠燃燒腹部脂肪，可以期待擺脫代謝症候群的效果。

而超簡單的慢速深蹲則是鍛鍊大腿後側被稱為大腿後肌的肌肉、臀部肌肉及小腿肚的肌肉，可以美化腿部與臀部的線條。此外，慢慢深蹲，可以讓身體分泌具有抗老化效果的萬能荷爾蒙（肌肉激素），讓人變得年輕，也可以期待讓血壓和血糖值下降的效果。

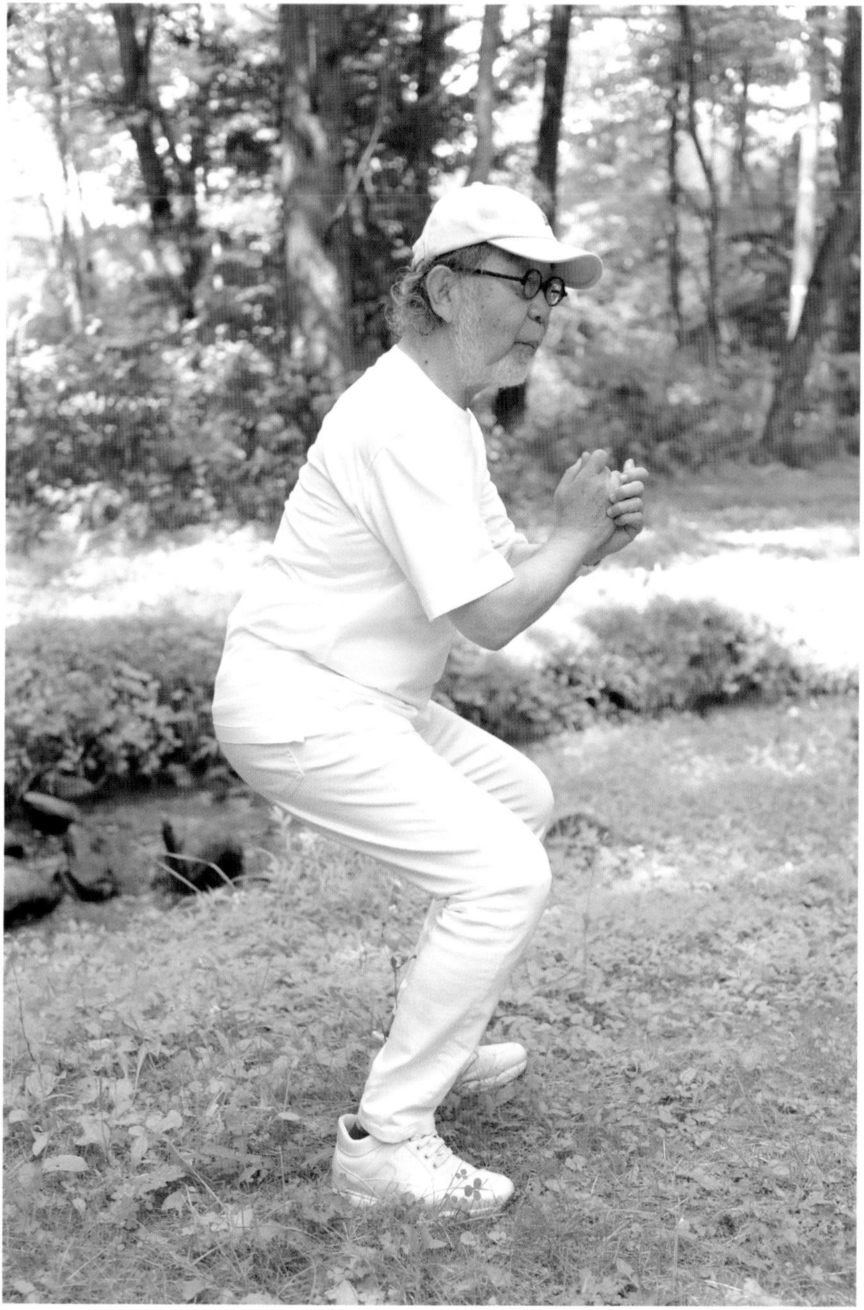

正在做慢速深蹲的鎌田醫生。身體深深往下坐之後，維持這個姿勢 7 秒，可以增加更多負荷。即使是銀髮族也能做得到，也強烈建議糖尿病患者做這個運動。

3

強化大腿肌肉、鍛鍊腹肌，遠離代謝症候群
鍛鍊大腿內側與股關節，同時預防跌倒

寬步深蹲

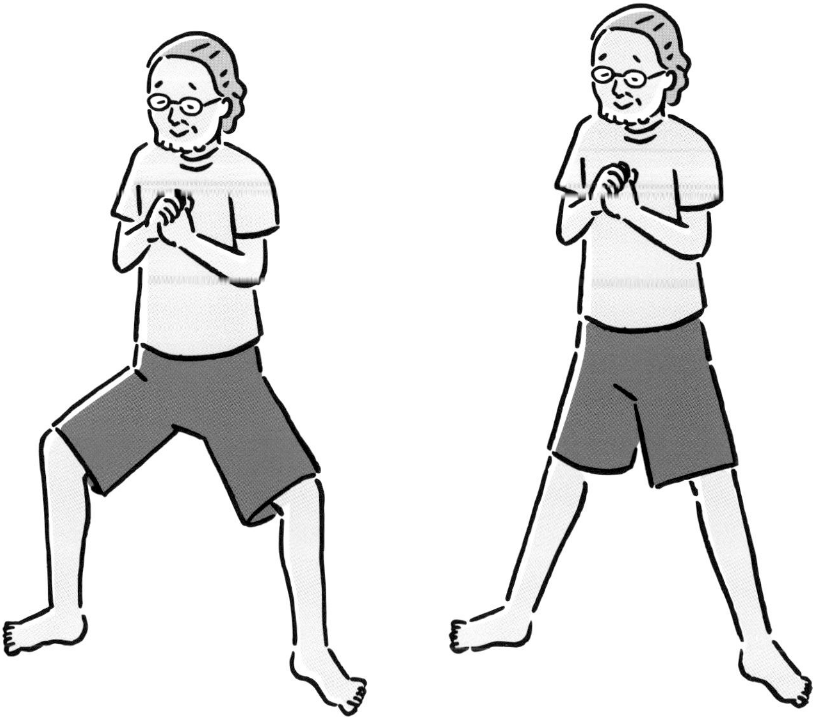

1 背脊挺直，雙腳大開站立，腳尖分別朝向外側。雙手在胸前交握

2 將注意力放在腹肌與背肌上，一邊將大腿慢慢向外打開，一邊彎曲膝蓋

做不到的人，可以將雙腳打開至與肩膀同寬的寬度，先從一般的深蹲開始做起

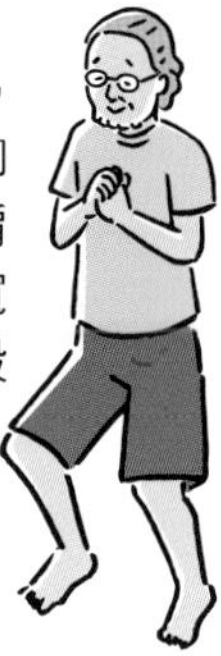

重點

●上半身不要前傾。也可以將手放在大腿上，一邊確認一邊做

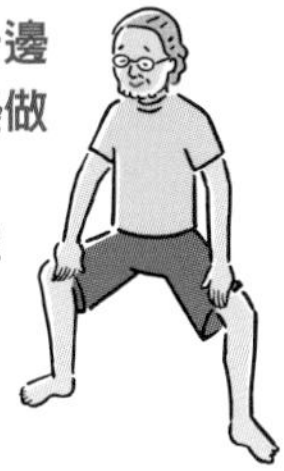

●不要屏住呼吸

次數

1組 **10** 次

×

1天 **2** 組

＊剛開始做的時候，先從做完1組開始

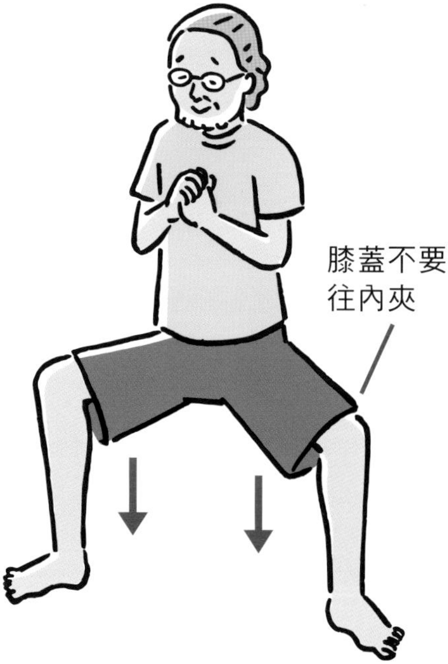

3 身體慢慢往下坐，盡可能讓大腿與地面平行

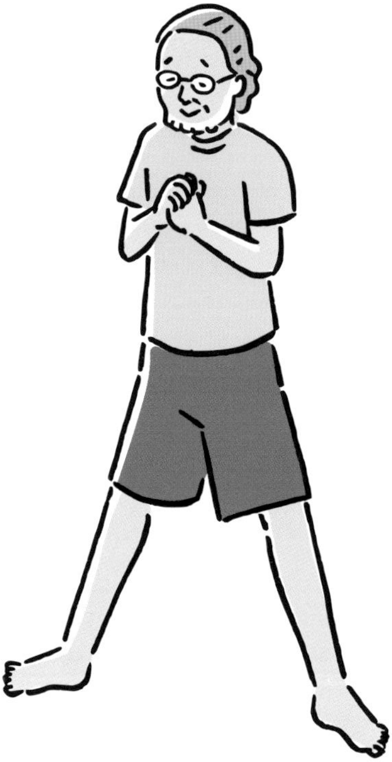

4 慢慢回到 **1** 的姿勢

4

同時強化大腿後側、臀部與小腿肚的肌肉
分泌抗老化荷爾蒙，也能降低血壓與血糖值

超簡單慢速深蹲

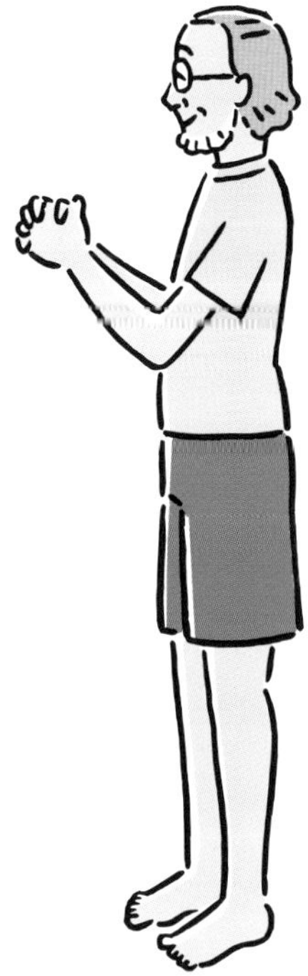

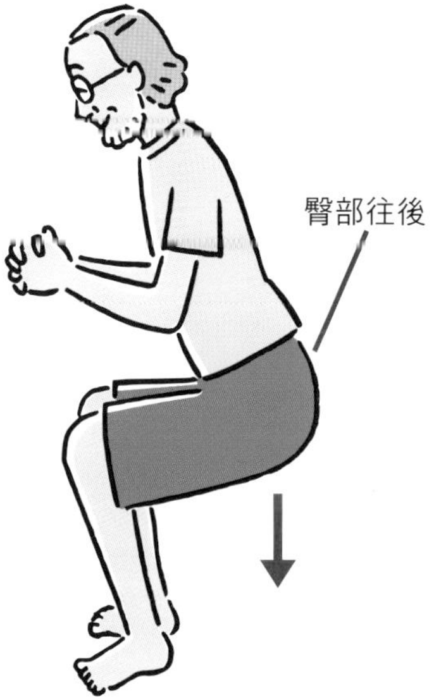

1 雙腳打開，比肩寬略寬，背脊挺直站立，雙手在胸前交握

2 花費7秒，讓身體慢慢往下，直到大腿與地面平行，臀部也慢慢往下坐。如果步調「慢一點」的話，就可以增加負荷

進階版	重點	次數
熟練之後，可以停在大約 45 度的地方，再重複動作。「中途停止」可以增加負荷	●膝蓋不要超過腳尖 ●不要屏住呼吸	1 組 **5** 次 × 1 天 **2** 組

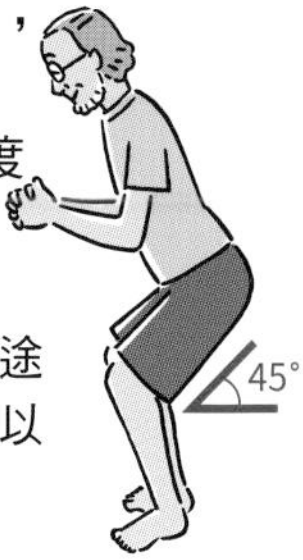

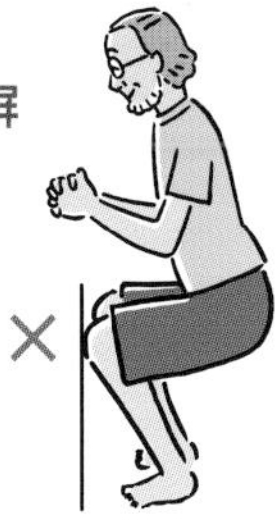

＊剛開始做的時候，先從 1 組 3 次，1 日 1 組開始

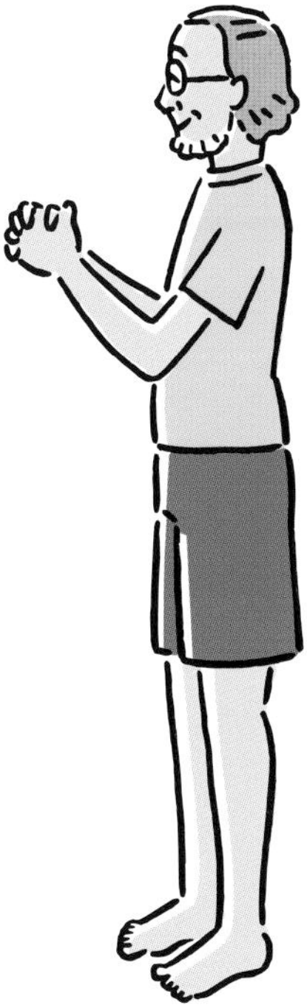

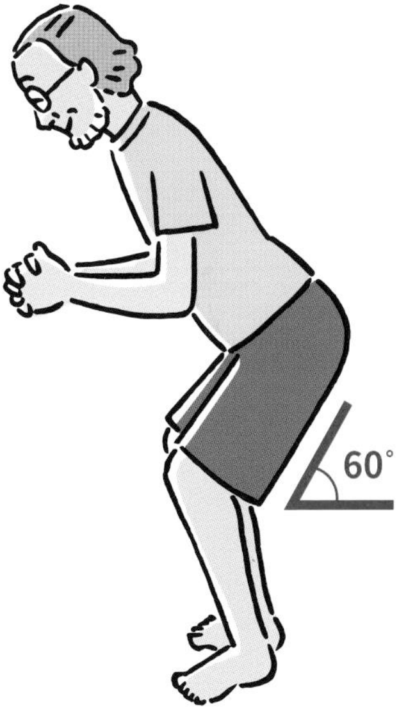

3 花費 2 秒，從 **2** 的姿勢將臀部慢慢往上抬，在地面與大腿大約呈 60 度時停止

4 花費 7 秒，讓臀部從 **3** 的姿勢再往下坐，直到地面與大腿的角度呈 90 度。重複 **2** ～ **3** 的動作 5 次後，站直身體，此為 1 組

在做完寬步深蹲的隔天改做超簡單慢速深蹲，以這樣的頻率每天輪流進行。每週可休息 1 天

強化上半身的骨骼，提升幸福感

沐浴在陽光中拍手10次

早晨時，沐浴在陽光裡會讓身體分泌幸福荷爾蒙（血清素），具有增加幸福感的作用。此外，因為血清素也有提升睡眠品質的效果，所以我有時候會為了曬太陽而選擇在室外做弓箭步或寬步深蹲。這個時候，我一定會一邊做出寬步深蹲的姿勢、一邊拍10次手。就像是參拜神社時所做的拍手動作那樣，連續拍個10下。

為了強健骨骼，必須給予它們刺激才行。鎌田式踮腳運動雖然是種可以刺激骨骼的運動，但主要刺激的對象是下半身的骨骼，對於上半身的骨骼來說其實並不足夠。所以，我想到了拍手10次這個方式。

在室外進行拍手10次的時候，可以同時感受大自然。我在拍手時，有時候會感謝「活著」這件事，或是意識到自己正與自然連結，又或者會鼓勵自己「今天要好好加油」。

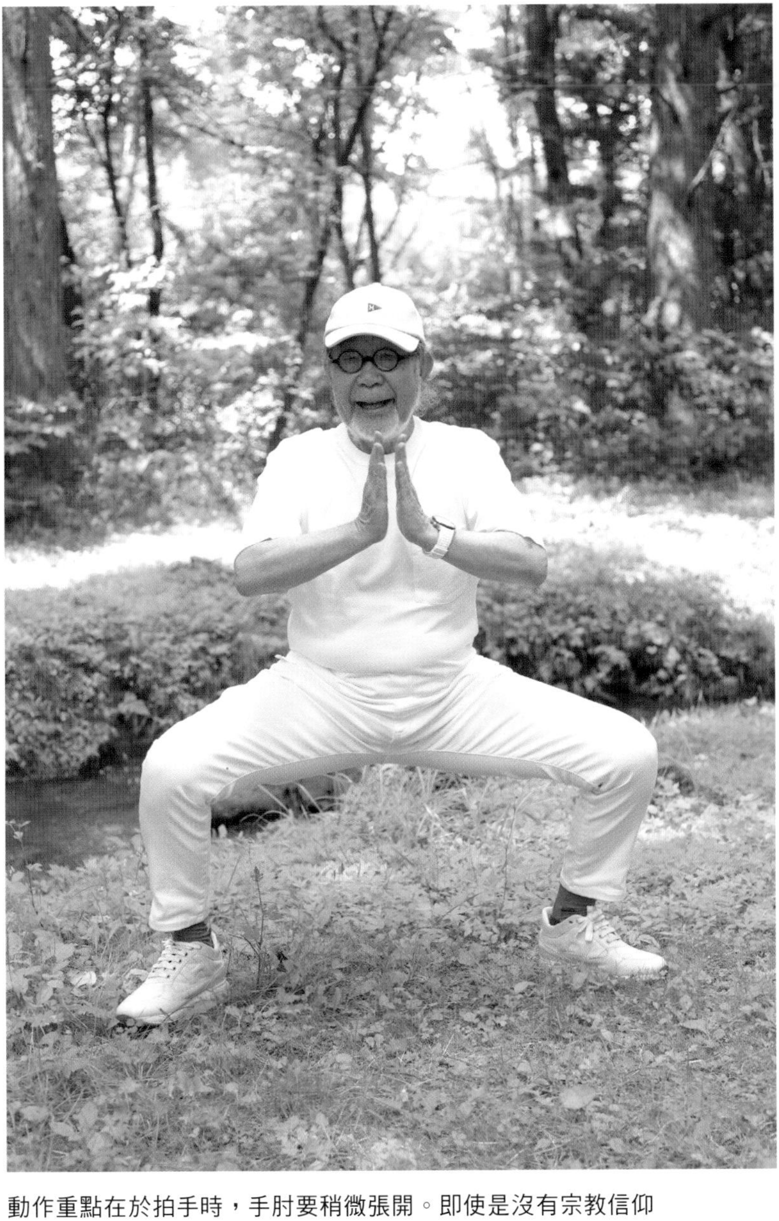

動作重點在於拍手時，手肘要稍微張開。即使是沒有宗教信仰的人，也可以一邊向山、海或天空祈禱，一邊拍手 10 次

打造即使到了85歲也還能去看電影、看表演和看演唱會的肌肉

簡易踮腳運動與鎌田式踮腳運動

如果讓造成骨骼衰弱的骨質疏鬆症持續惡化，即使只是不小心跌倒，也會很容易造成骨折。為了強化骨骼，在攝取「骨活」所需營養素（參考第3章）的同時，也必須刺激生成骨骼的造骨細胞。簡易的踮腳運動（提踵）就是為此而設計的運動。在我們進行踮腳的過程中，身體會分泌名為骨鈣素的荷爾蒙，也可以期待產生改善高血壓與高血糖的效果。

至於鎌田式的踮腳運動，雖然難度略高，但是可以鍛鍊小腿整體的肌肉，預防跌倒。此外，小腿肚的肌肉一旦退化，就會產生「幽靈血管」，這種血管被認為是小洞性腦梗塞與失智症的原因，而鎌田式踮腳運動就具有預防幽靈血管產生的效果。

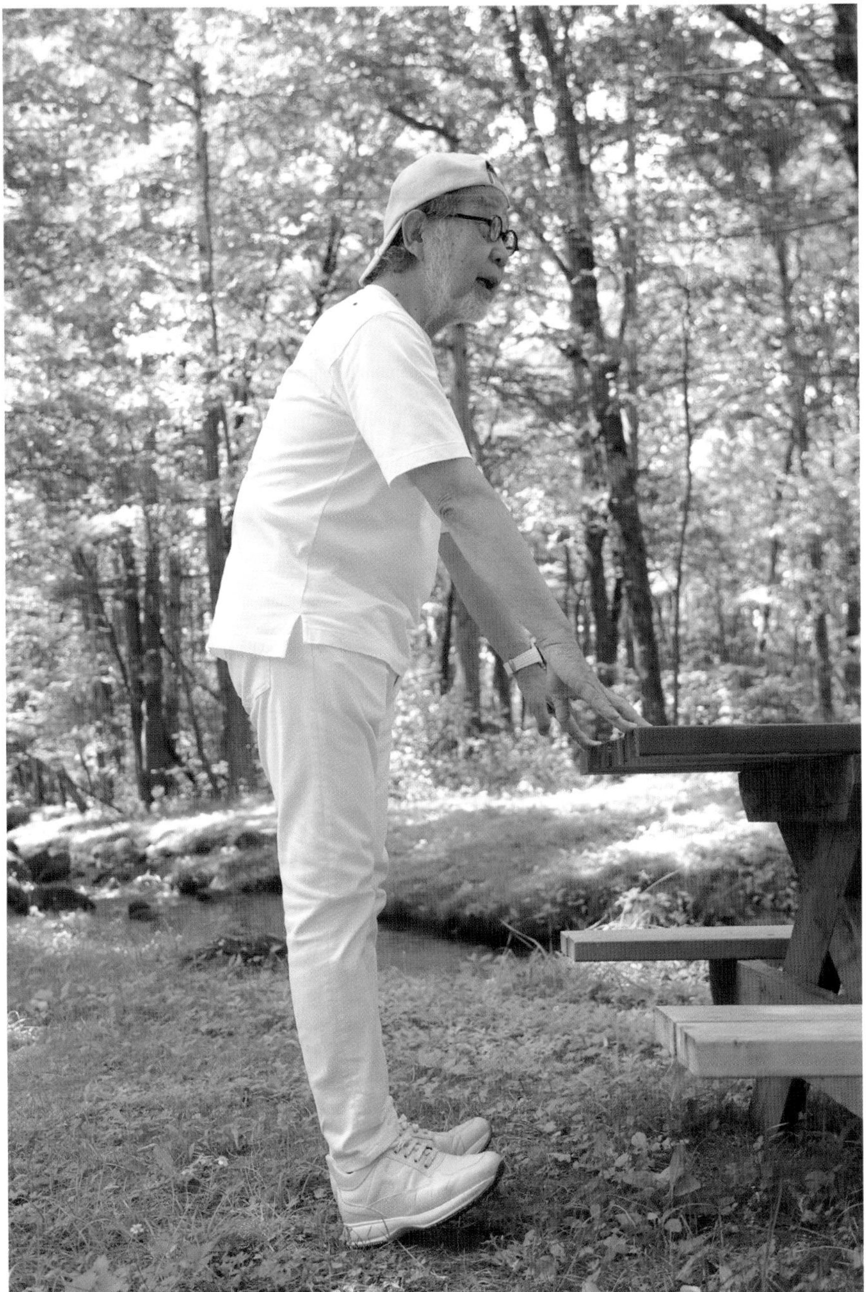

鎌田式踮腳運動，重點在於盡可能地抬高腳尖。強化小腿整體的肌肉，就比較不容易跌倒

5

刺激生成骨骼的造骨細胞
預防造成骨折的骨質疏鬆症

簡易踮腳運動

（提踵）

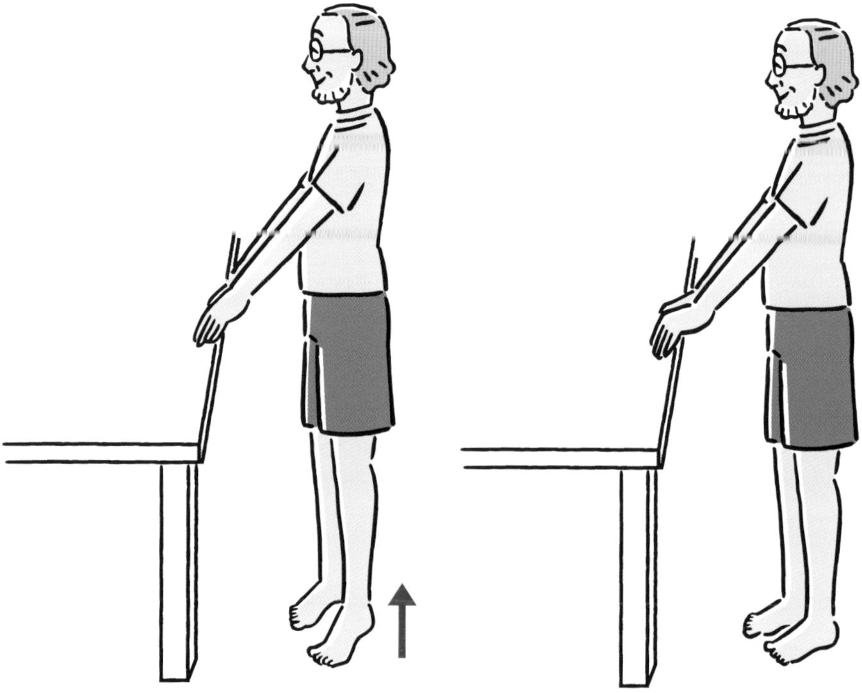

1 站立，雙腳打開與腰同寬，手扶著牆壁或桌面

2 將腳跟往上提，以腳尖站立

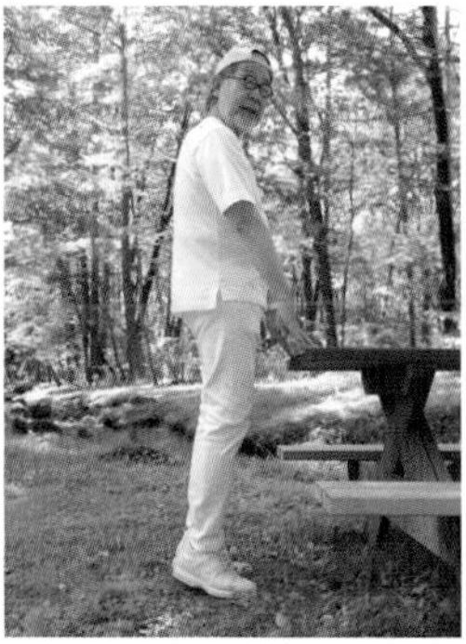

重點	次數
●腳跟要盡可能抬高 ●抬高腳跟時，要挺直背脊 ●可以在看電視或做料理時進行，超簡單	1組 10 次 × 1天 3 組

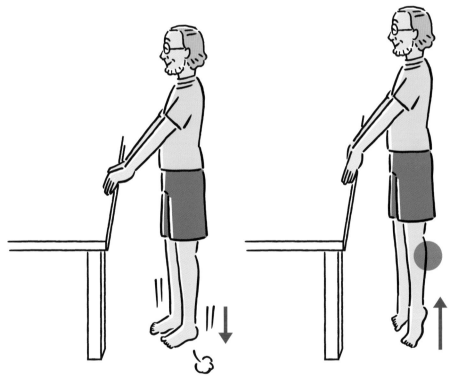

3 將腳跟抬得更高，背部筆直往上伸展。此時要將注意力放在小腿肚的肌肉上

4 讓腳跟輕快地落地

6

鍛鍊小腿整體肌肉，預防跌倒
同時具有預防小洞性腦梗塞與失智症的效果

鎌田式踮腳運動

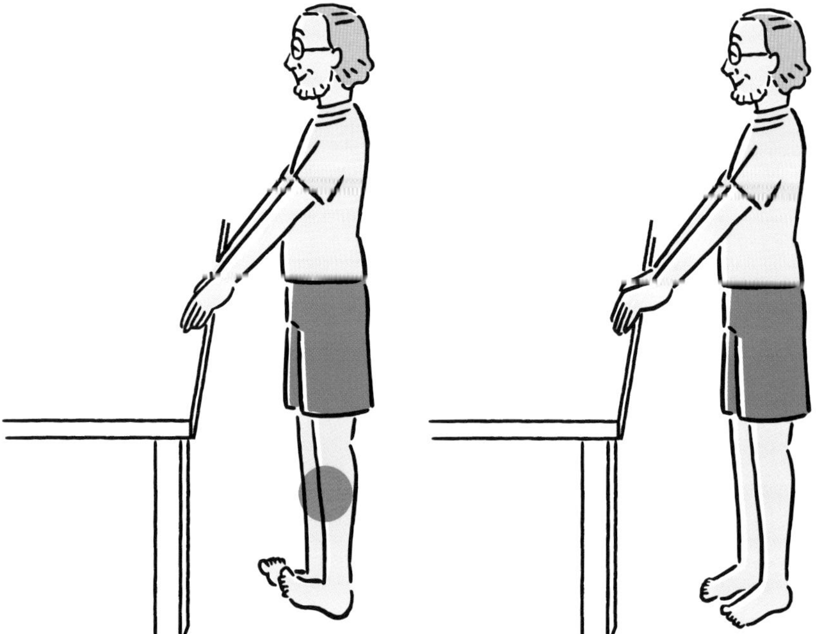

1 站立，雙腳打開與腰同寬，手扶著牆壁或桌面

2 腳跟著地，慢慢抬起腳尖，之後維持這個狀態3秒。此時要將注意力放在脛前肌（小腿前側的肌肉）上

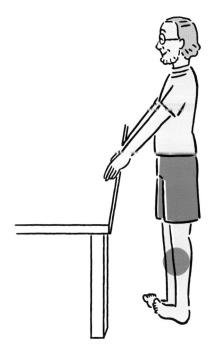

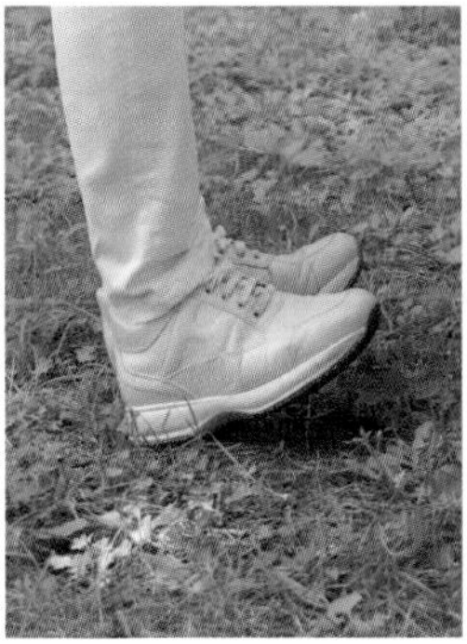

重點

- 腳尖和腳跟要盡可能抬高
- 抬高腳跟時，要挺直背脊
- 可改善代謝症候群。因為能促進微血管的血液循環，所以也有美肌的效果

次數

1組 10 次
×
1天 3 組

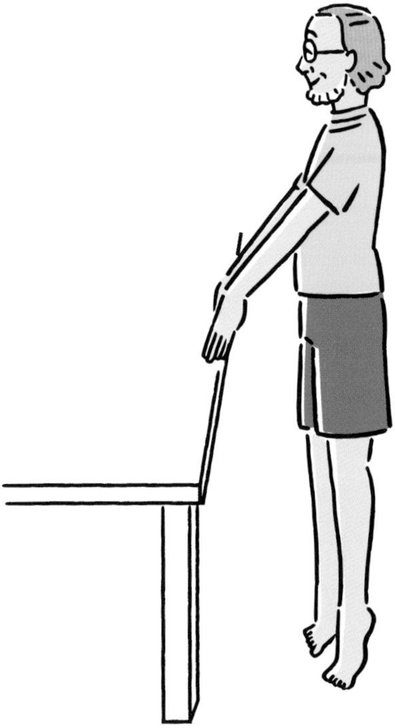

3 維持 **2** 的姿勢 3 秒後，在腳尖著地的同時抬高腳跟，維持這個姿勢 3 秒。此時要將注意力放在小腿肚的肌肉上

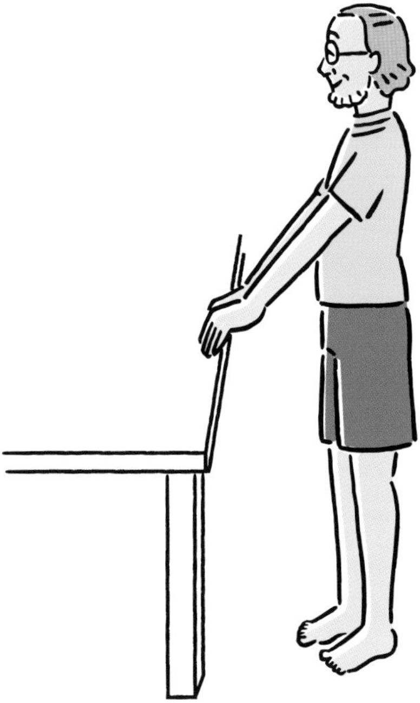

4 讓腳跟輕快地落地

在做完簡易踮腳運動（提踵）的隔天改做鎌田式踮腳運動，以這樣的頻率每天輪流進行。每週可休息 1 天

打造即使到了95歲仍然元氣滿點的肌肉

握拳運動與保特瓶運動

在第2章將會提到，握力與壽命息息相關。握力的減弱有可能是肌少症（老年性肌肉減少症）的徵兆，所以超過60歲的人，請一定要認真做握拳運動以及保特瓶運動以強化握力。

握拳運動是一種在任何地方都能夠做的超簡單握力強化運動，洗澡時也可以一邊泡澡一邊做。

在做保特瓶運動的過程中，讓手腕朝下的動作是很重要的。當手腕朝下時，不只手部與手指的肌肉，也能同時強化前臂的內側肌肉。在轉開玻璃罐等容器的蓋子時，靠的就是這些肌肉。只要有意識地進行這個運動，不管是玻璃罐還是保特瓶，都能輕鬆轉開。

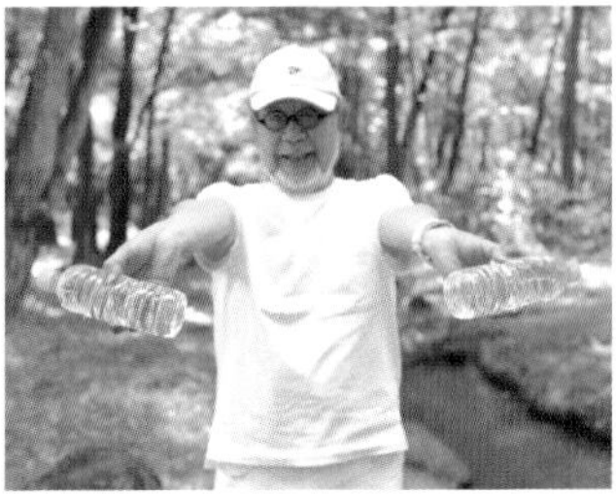

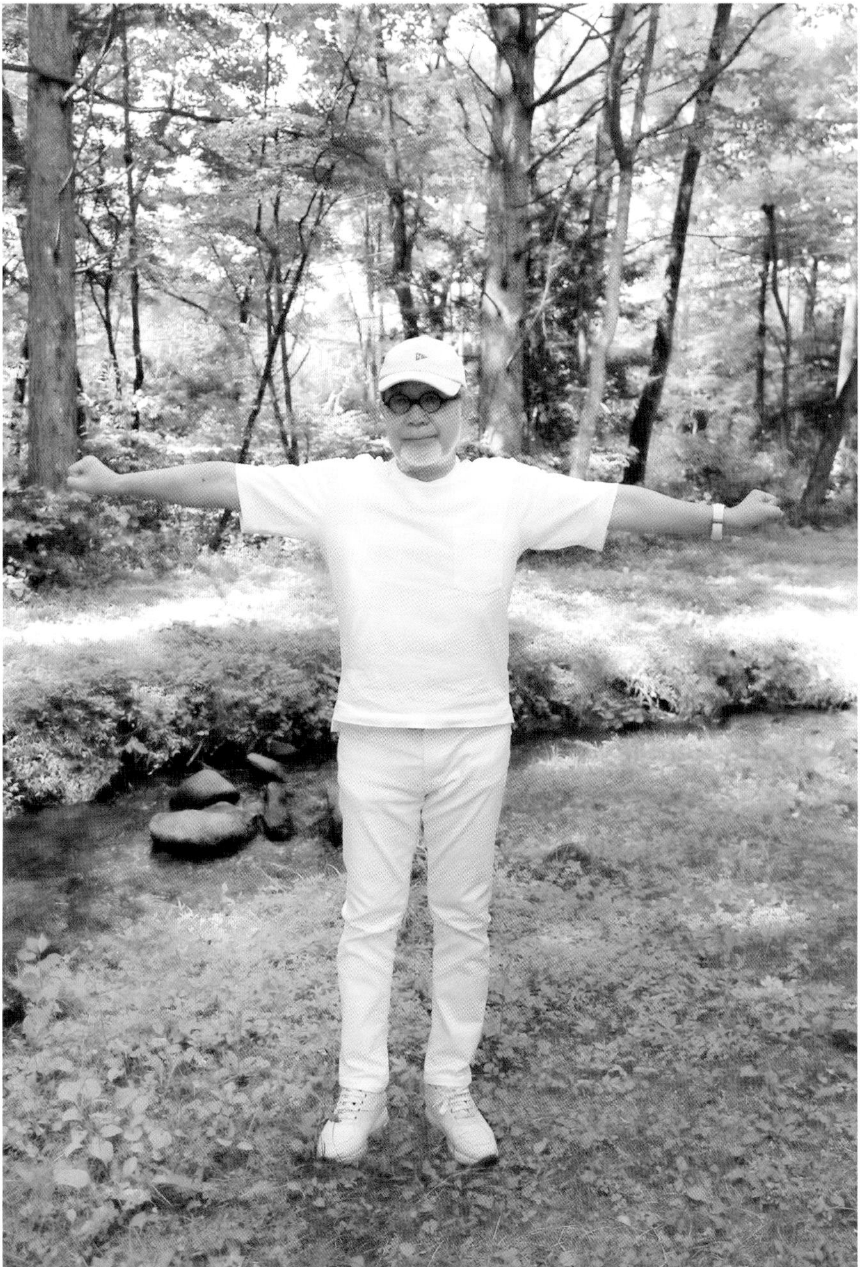

將雙手分別往左右伸展，進行握拳運動。如果因為轉不開保特瓶的瓶蓋之類的問題，對握力感到不安的話，就立刻開始做運動吧

7

握力減弱就是全身肌肉正在流失的警訊
60 歲後就靠著強化握力來延年益壽吧

強化握力的握拳運動

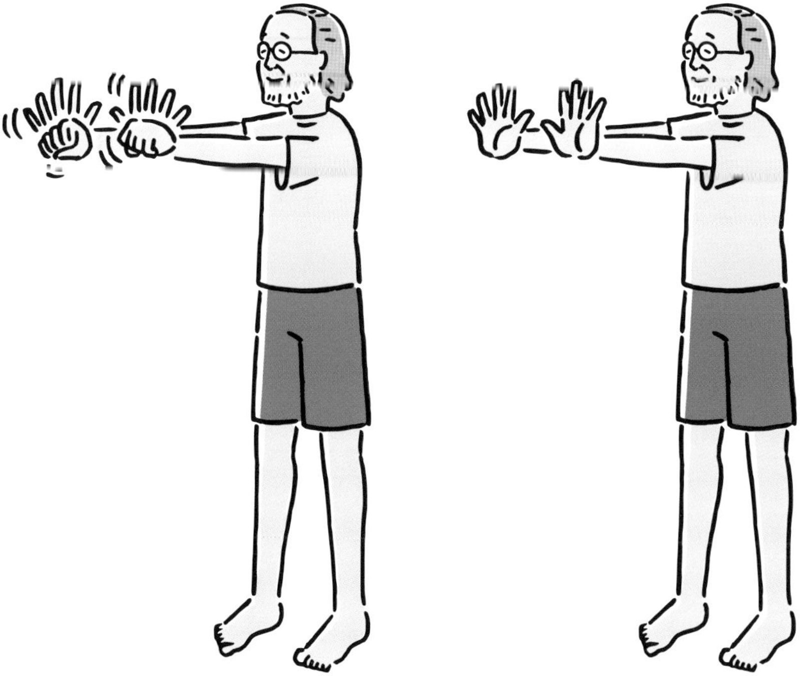

1 舉起雙手，從胸前的位置筆直往前伸

2 維持 **1** 的姿勢，將手慢慢握拳、張開，重複 30 次

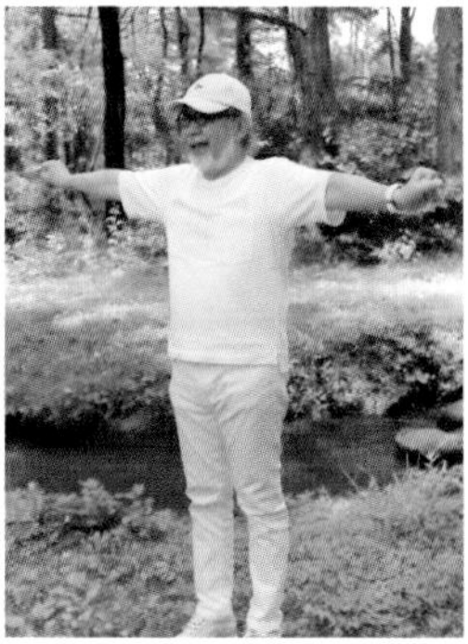

重點

●不要屏住呼吸

●雖然乍看之下很簡單，但女性在剛開始做的時候，也許會覺得有點難

次數

1組 **30** 次

×

1天 **2** 組

＊剛開始做的時候，先從1組10次開始，再慢慢增加為20次、30次

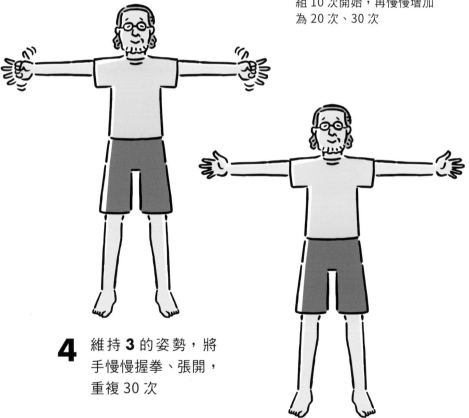

4 維持**3**的姿勢，將手慢慢握拳、張開，重複30次

3 雙手分別朝左右筆直伸展

8

連前臂內側的肌肉一起強化
同時加強轉開瓶蓋的力道

強化握力的保特瓶運動

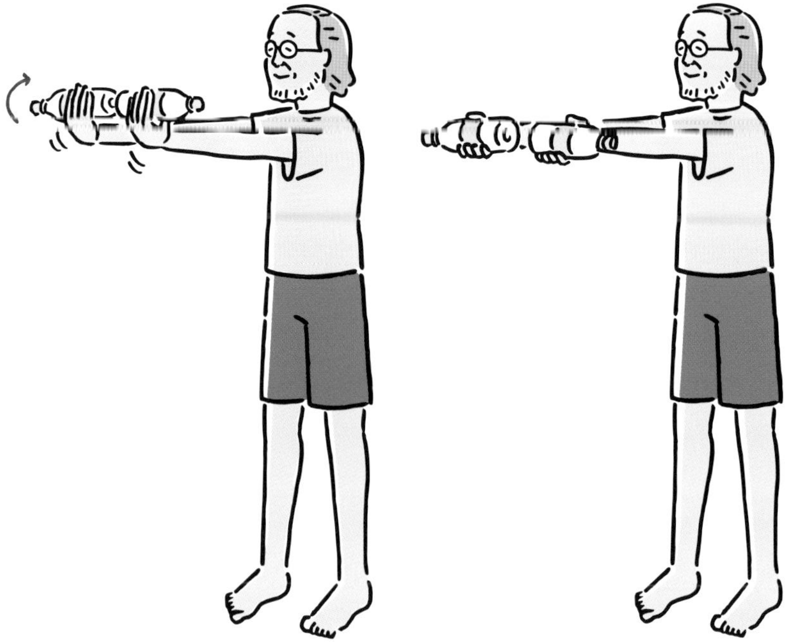

1 準備 2 瓶裝有飲料的 500ml 保特瓶，雙手各拿 1 瓶，從胸前的位置筆直往前伸

2 在雙手伸直的狀態下，將手腕往上捲，之後再回到原位。重複這個動作 10 次

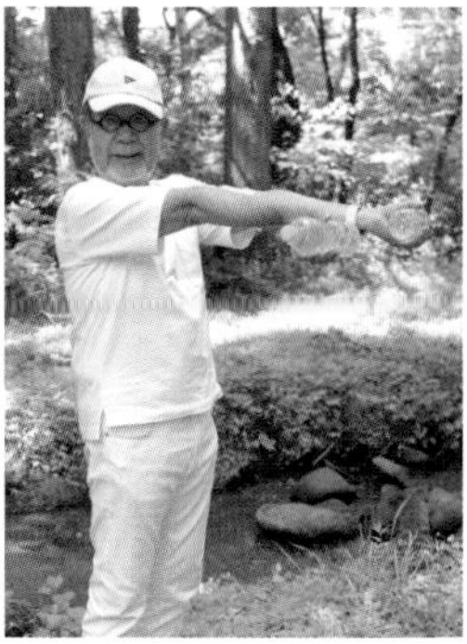

重點

●為了強化握力，可以刻意改用手指拿著保特瓶，而非用手掌包覆。做不到的人可以先用手掌握住瓶子，熟練後再改為使用手指

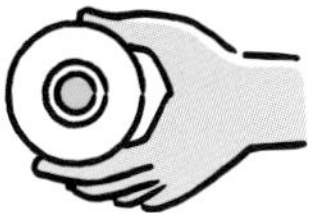

次數

1組 **10** 次

×

1天 **2** 組

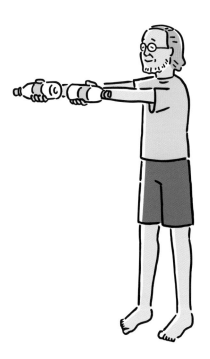

3 姿勢與 **1** 相同，將拿著保特瓶的雙手從胸前的位置筆直往前伸

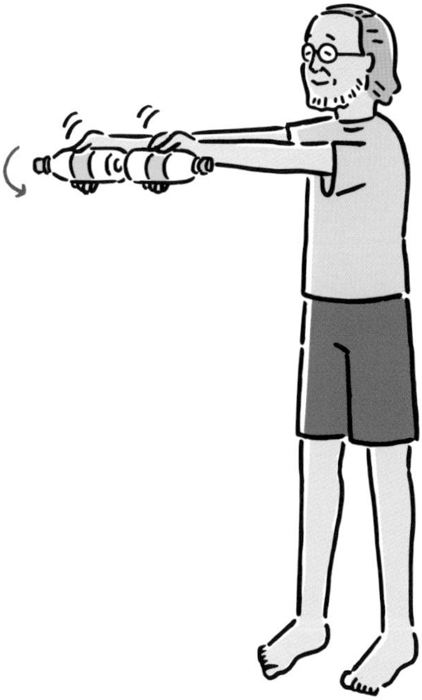

4 在雙手伸直的狀態下，旋轉手腕，讓手腕朝下，之後再回到原位。重複這個動作 10 次

在做完這個運動的隔天改做握拳運動，以這樣的頻率每天輪流進行

強化上半身肌肉，即使到了90歲仍然可以外出購物和提東西，同時預防腰痛

跪姿伏地挺身、伏牆挺身與手指伏牆挺身

在上半身的肌肉中，特別重要的是腹肌與背肌。為了讓姿勢保持挺拔，必須要有強健的腹肌與背肌才行。只要維持良好的姿勢，情緒自然也會變得正面積極，產生想去挑戰各種事物的心情。

然而，在沒有運動習慣的人群中，有很多人都不擅長伏地挺身，這也是不爭的事實。不過，如果是跪姿伏地挺身或伏牆挺身的話，大家應該就能做得到吧。特別是伏牆挺身，因為可以藉由調整身體與牆壁間的距離來調節對身體帶來的負荷，所以如果女性朋友中有比較不擅長做伏地挺身的，就很推薦這一項。

手指伏牆挺身是伏牆挺身的應用版，以手指支撐身體來做伏牆挺身，還可以同時鍛鍊握力。在做完手指伏牆挺身後，接著做握拳運動（第34頁），可以更加強化握力。

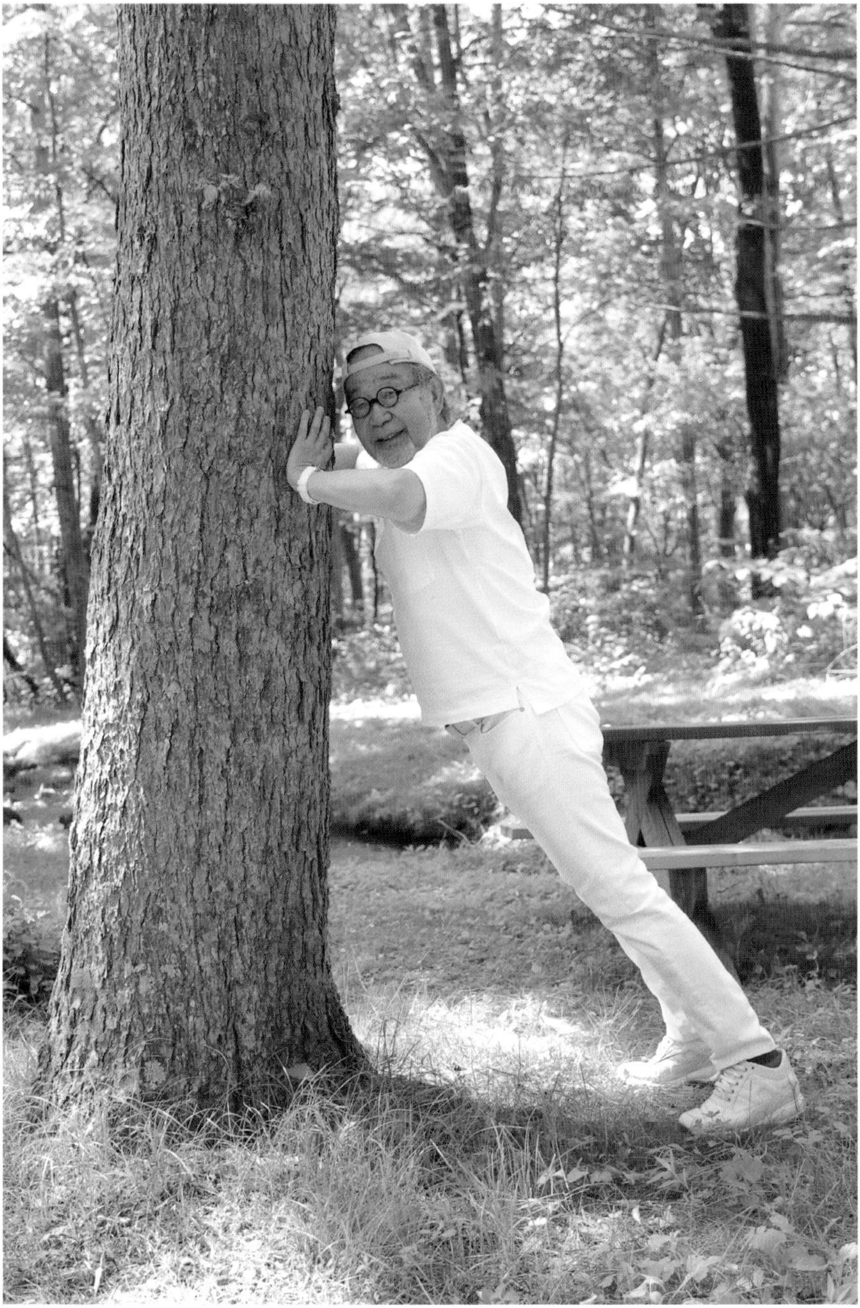

只要利用樹幹的話，在戶外也能做伏牆挺身。身體與樹幹（牆壁）保持跟圖片中差不多的距離，可以給予身體相當程度的負荷。

9

增加胸部和手臂等處的肌肉
同時強化腹肌與背肌，預防腰痛

跪姿伏地挺身

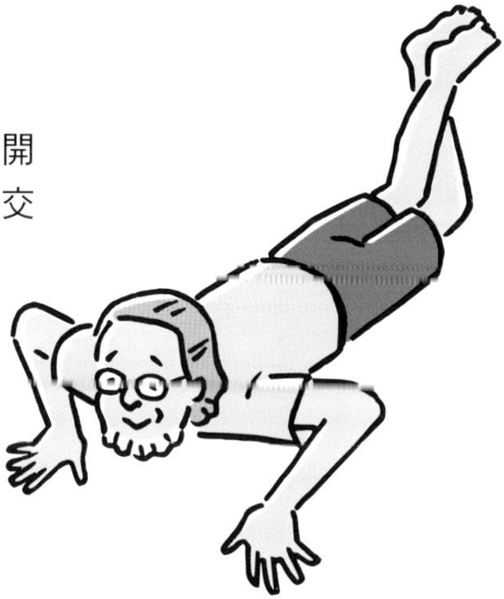

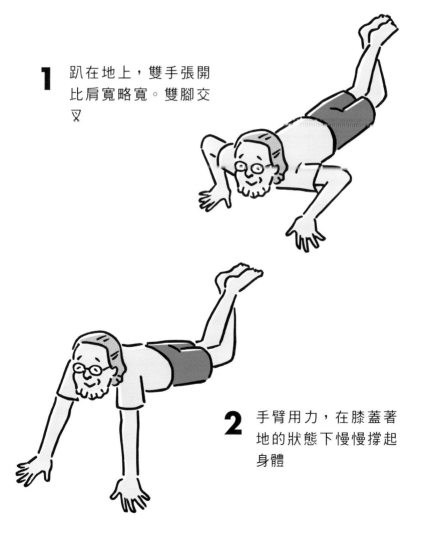

1 趴在地上，雙手張開比肩寬略寬。雙腳交叉

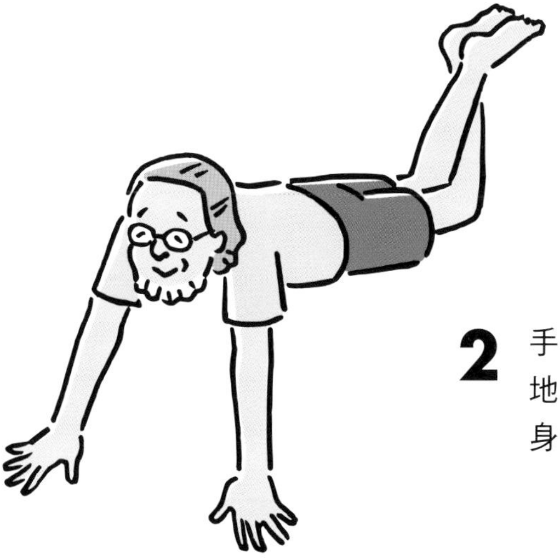

2 手臂用力，在膝蓋著地的狀態下慢慢撐起身體

進階版

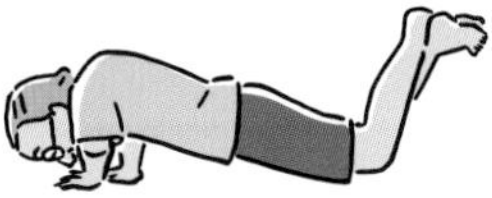

如果已經能夠順利做完5次的話，就將1組的次數增加為10次。此外，若是可以讓身體停留在快貼到地板的高度，可以更加提升肌力

重點

- **身體往下壓時，要留意讓肩胛骨往身體中心靠攏**
- **不要屏住呼吸**

次數

1組 5 次

×

1天 2 組

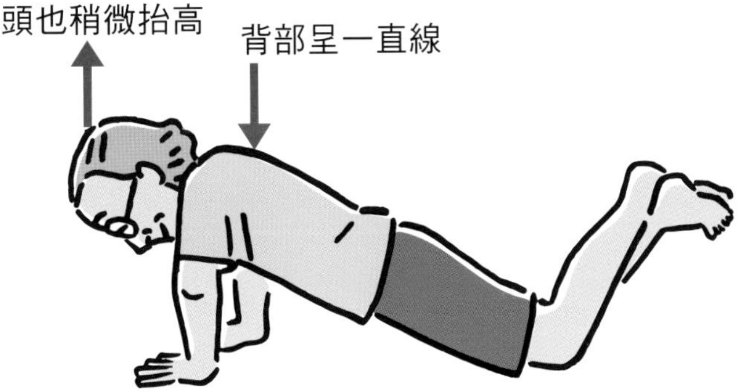

3 在手臂用力的狀態下，將身體慢慢往下壓，在大約與地面呈30度時停下

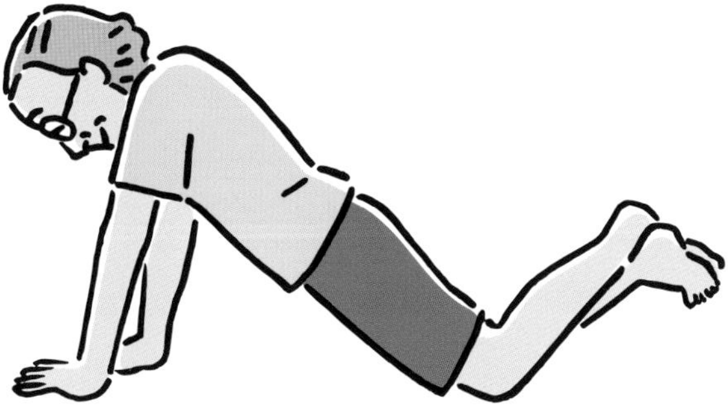

4 手臂用力，再次慢慢撐起身體。重複**3**～**4**的動作5次。也可以試試看雙腳沒有交叉的跪姿伏地挺身

10

就算是不擅長伏地挺身的人也做得到
在戶外也能做的簡單挺身運動

伏牆挺身

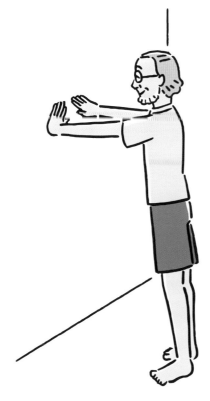

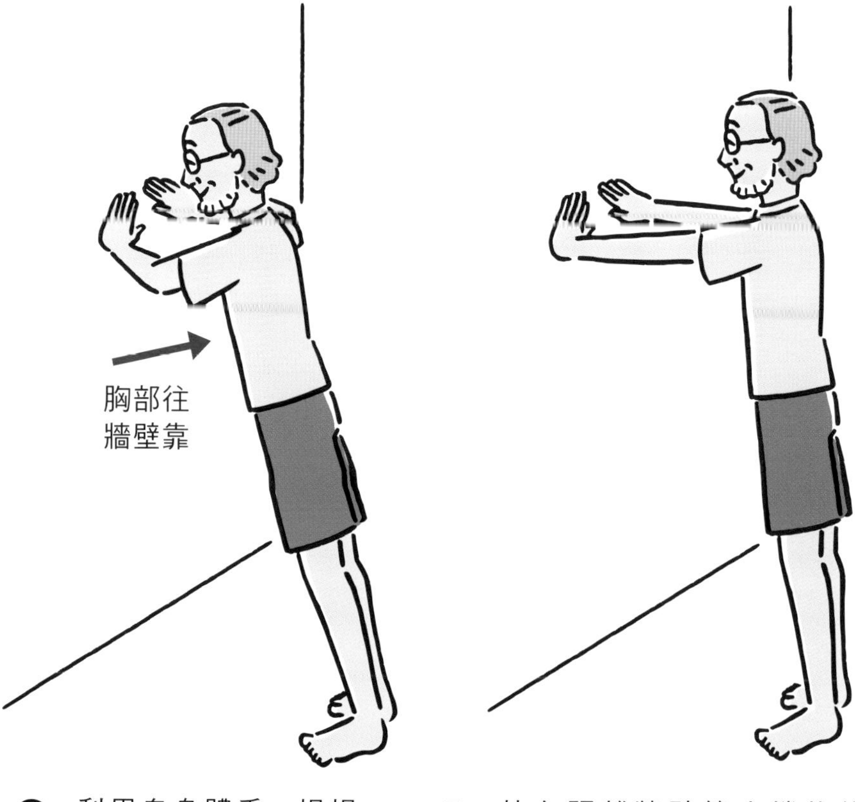

1 站在距離牆壁等支撐物約70cm遠的地方，雙手舉至與肩同高，手掌成「八」字形貼著牆面（如果想降低負荷，可以站近一點，將手放在比肩膀更高的位置）

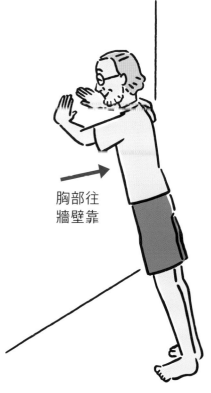

2 利用自身體重，慢慢彎曲手肘，頭部往牆壁靠

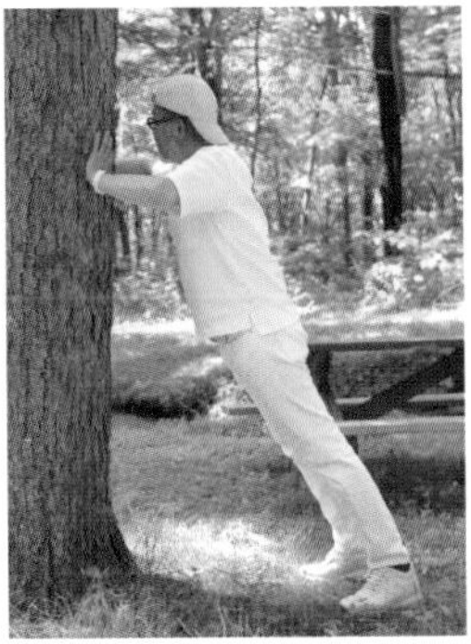

重點

●背部不要弓起，背脊要保持一直線

●不要屏住呼吸

次數

1組 10 次
×
1天 2 組

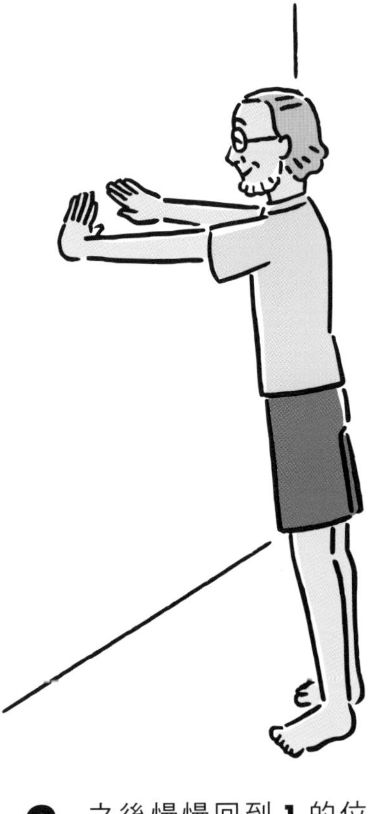

進階版

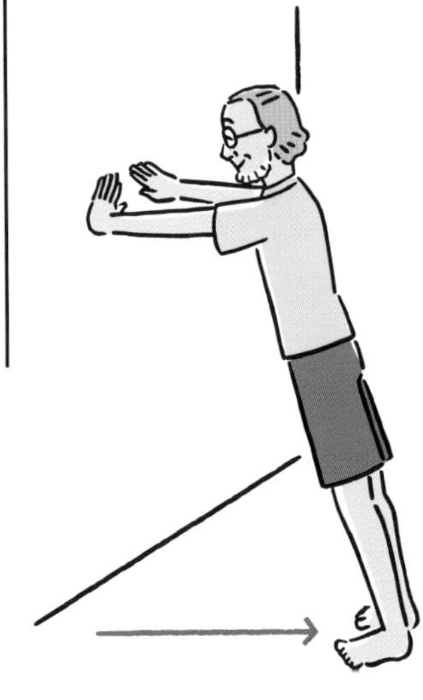

站在距離牆壁 70cm 以上的地方做，能夠更加強化肌力

3 之後慢慢回到 **1** 的位置。重複這個動作 10 次

11

習慣伏牆挺身後再進一步挑戰！
鍛鍊上半身肌肉的同時，一併強化握力

手指伏牆挺身

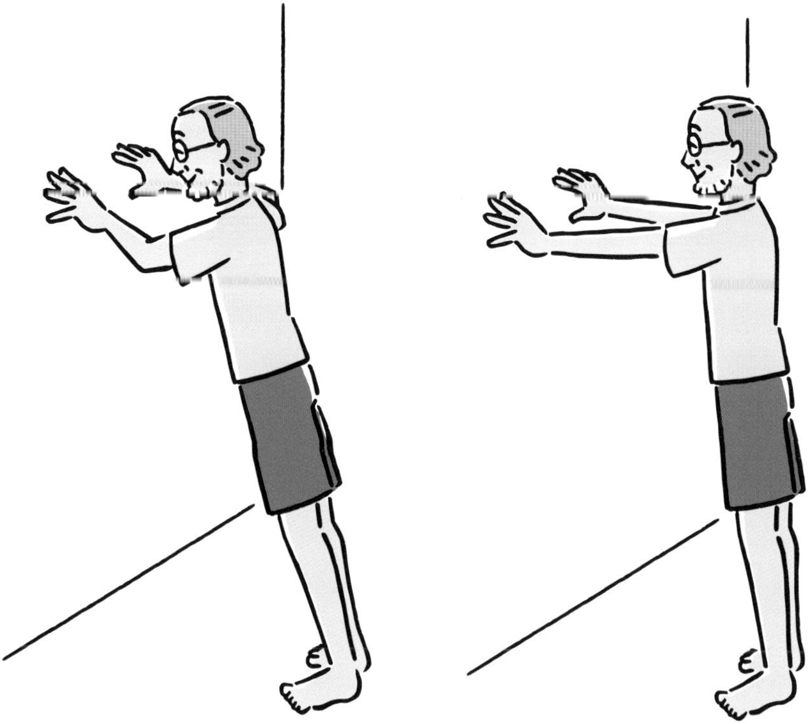

1 站在距離牆壁約 70cm 遠的地方，雙手舉至與肩同高，手指貼著牆面

2 慢慢彎曲手肘，頭部往牆壁靠

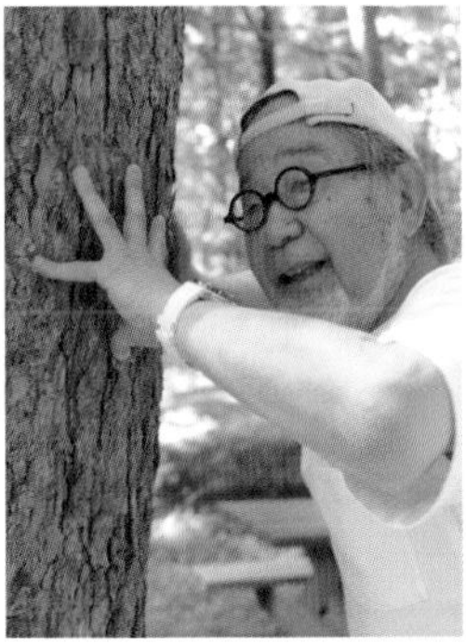

重點

●頭部往牆壁靠時，注意腳跟不要離地

●不要屏住呼吸

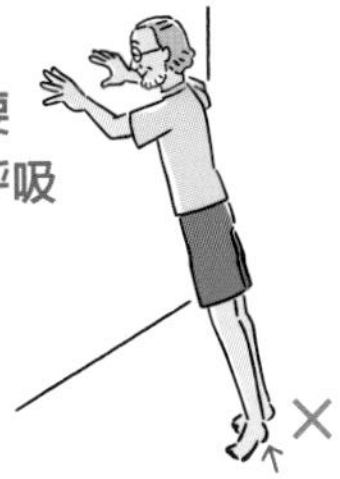

次數

1 組 5 次

×

1 天 3 組

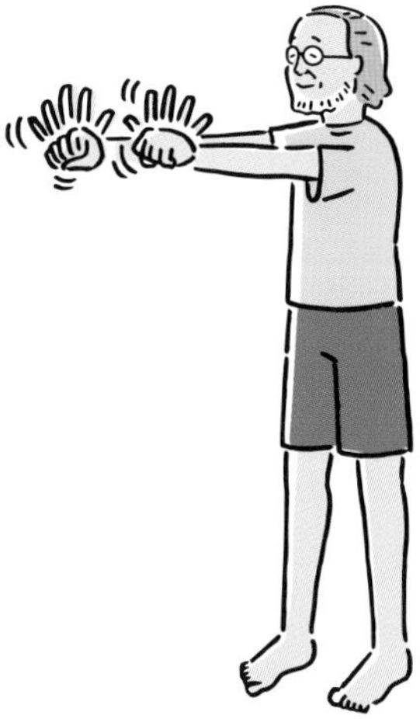

做完手指伏牆挺身後，接著做大約 20 次的握拳運動，更進一步強化握力

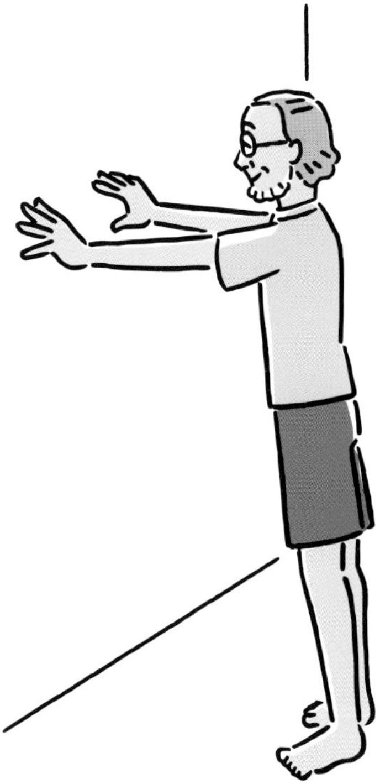

3 之後慢慢回到 **1** 的位置。如果能重複這個動作 10 次就算合格

跪姿伏地挺身、伏牆挺身與手指伏牆挺身每天輪著做 1 種

藉著強化腹肌的Draw in呼吸法運動來緊實腰腹

縮小腹步行與腹肌伸縮運動

縮小腹步行（Draw in呼吸法運動）與腹肌伸縮運動，都是鍛鍊腹肌的運動。靠著這個運動，我的腹圍減少了9公分，代謝症候群也有所改善。

縮小腹步行這種運動會拉直腹部肌肉，做的時候要想像將腹部正中央與側腹的肌肉往上提。藉由舉高雙手，腹肌會比較容易往上拉提。

相對的，腹肌伸縮運動則是讓腹肌收縮的運動。做的時候，將腹肌視為風箱，想像把它壓扁的感覺。也可以想像「將看不見的空罐從正上方壓扁」的感覺來進行（雖然實際上要做到這點很困難），以自己比較容易想像的感覺來做即可。

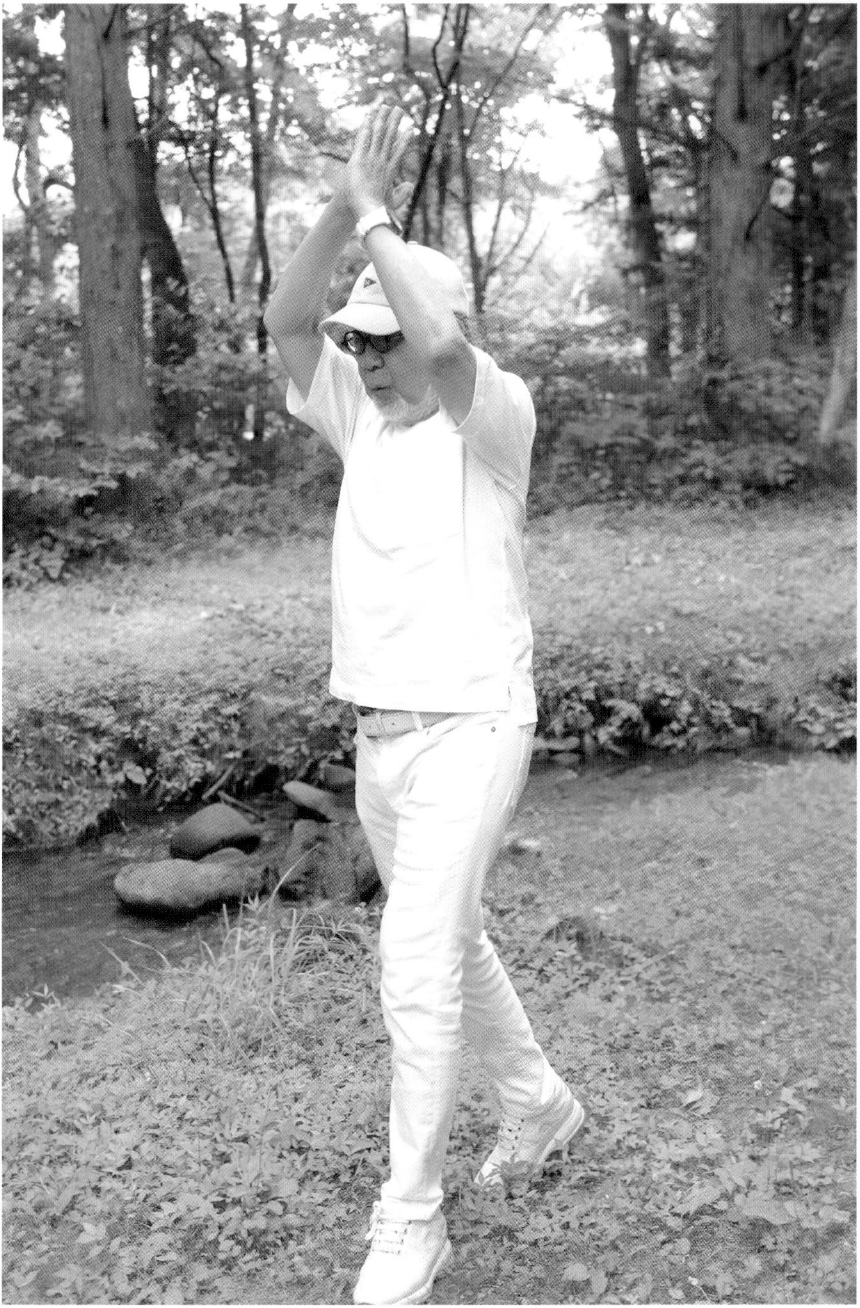

正在縮小腹步行的鎌田醫生。醫生表示，他靠這個運動讓腹圍減少了 9cm。重點在於要一邊想像腹肌運動的狀態一邊做。將舉起的雙手再往後舉，可以拉伸腹直肌，更有效果

12

將腹部肌肉往上拉提，強化腹肌
消除凸肚，緊實腰線

縮小腹步行

（Draw in 呼吸法運動）

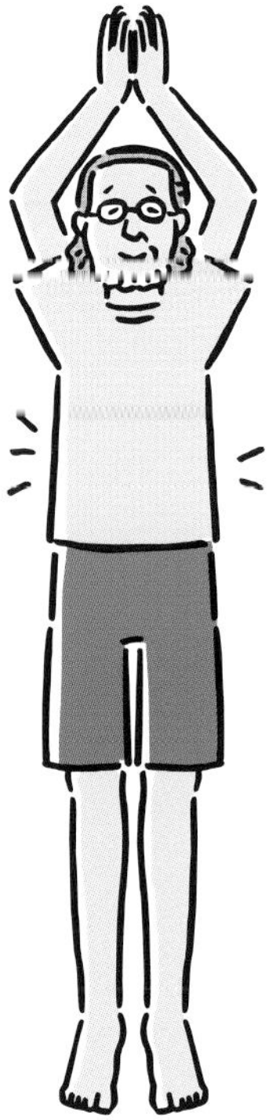

1 筆直站立，雙手高舉過頭併攏，將注意力放在腹部正中央與側腹的肌肉上

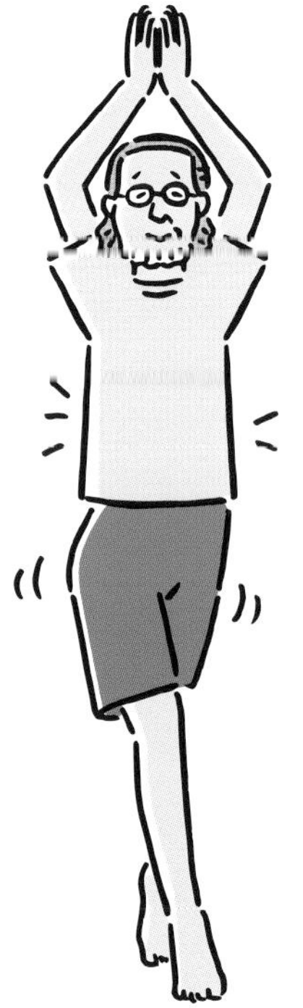

2 想像將腹部正中央與側腹的肌肉往上提，在舉高雙手的狀態下開始往前走。走路時要像性感女星瑪麗蓮·夢露一樣，扭腰擺臀

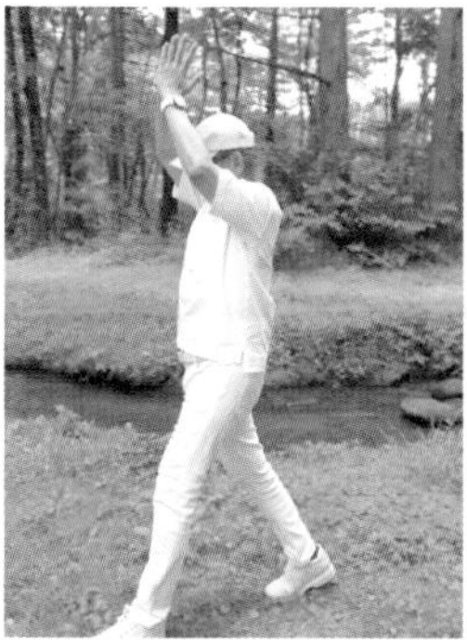

重點

●呼吸時腹部維持凹陷的狀態，慢慢吸氣，慢慢吐氣

次數

1組 **3** 分鐘

×

1天 **2** 組

在公共場合做的時候……

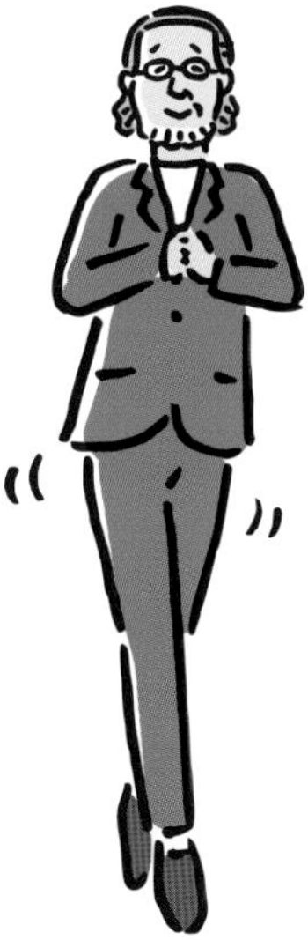

若是要在大庭廣眾之下做這個運動，因為姿勢和動作會讓人覺得不好意思，所以可讓手部維持在一般的狀態，若無其事地縮小腹行走

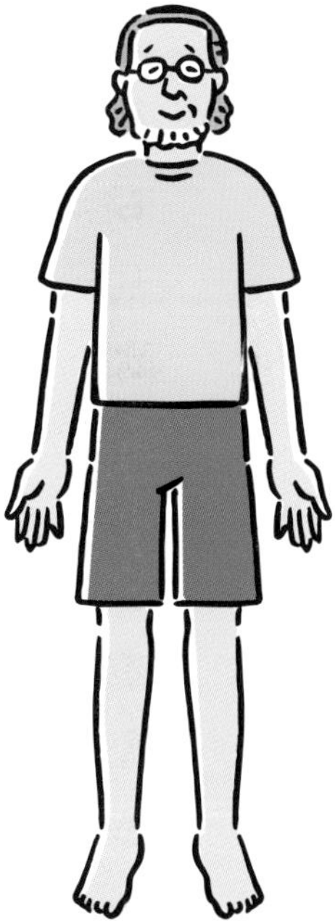

3 走1分鐘後，放鬆腹肌，再慢慢走1分鐘。休息時將手臂放下。接著再以**2**的方式走1分鐘，此為1組

13

收縮腹部的肌肉以強化腹肌
可以完整鍛鍊到所有腹肌

腹肌伸縮運動

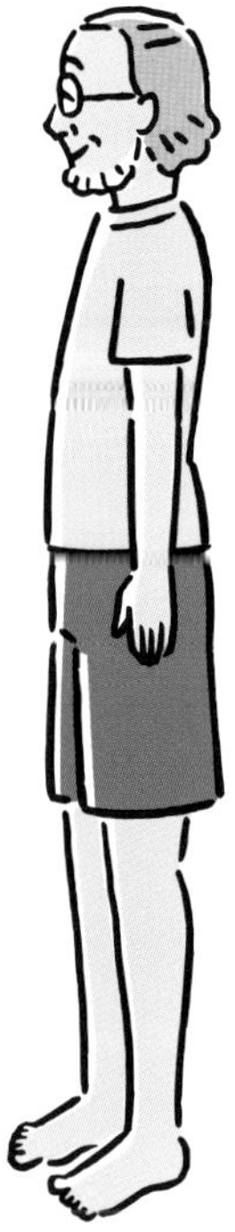

1 身體站直，雙腳微開

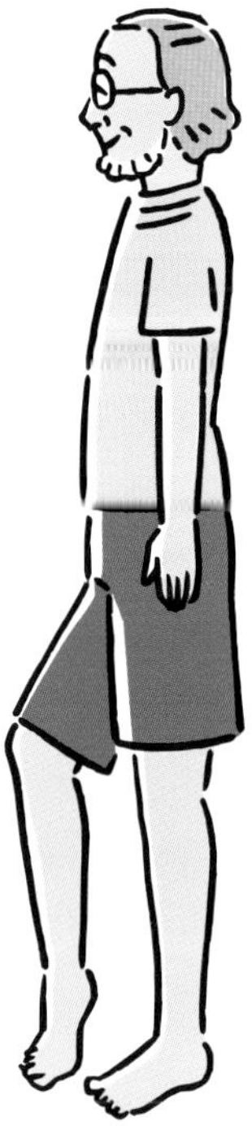

2 右腳往前踏出大約15cm 左右，腳跟懸空

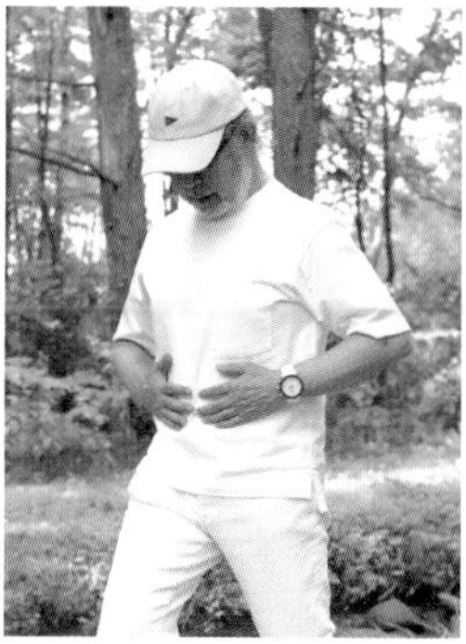

重點

●可以時不時地將手貼上腹部，確認腹肌是否有在收縮

次數

1組
左 5 次 + 右 5 次
×
1天 2 組

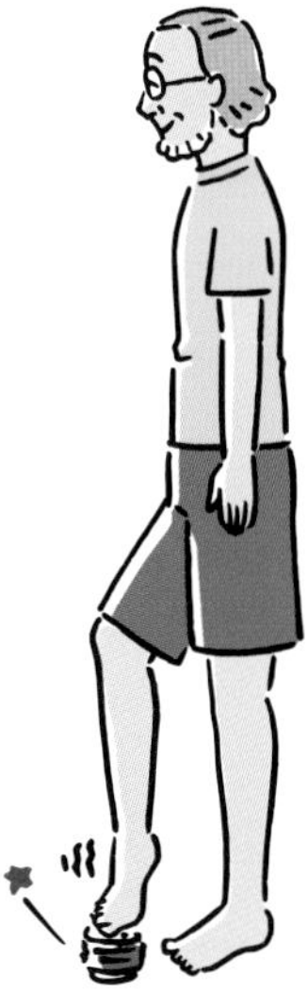

難以想像風箱的人，也可以用「用腳從正上方踩扁空罐」的感覺來做

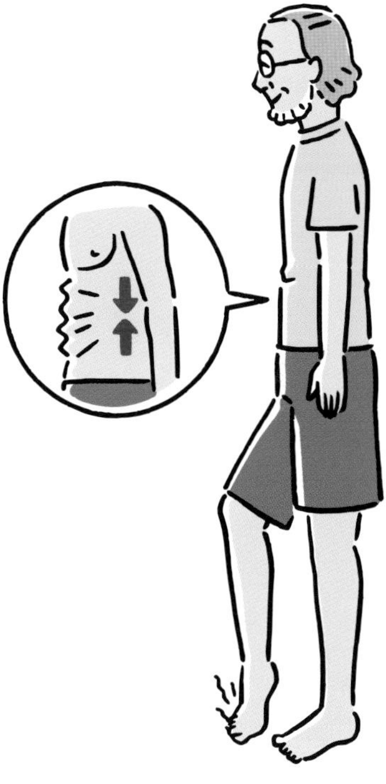

3 一邊收縮腹肌、一邊想像將風箱壓扁的感覺，右腳腳背用力，維持這個狀態 10 秒後放鬆，換成左腳再做 1 次。左右重複各 5 次

剛開始做的時候，可以在做完縮小腹步行的隔天改做腹肌伸縮運動，以這樣的頻率每天輪流進行。習慣後可以將 2 個運動連著做，這時 1 天只要做 1 組即可

「即使到了90歲，仍然可以做運動」的高階鍛鍊

對角線運動、簡易橋式與加強版橋式

對角線運動（使用手腳進行2點支撐）的難度雖然很高，但只要持續做3個月，就能夠穩定完成。這個運動做起來雖然辛苦，但是效果非常好，如果能夠完成這個運動，身體應該可以年輕10歲吧。我在3年前剛開始做的時候，也沒有辦法做到，所以發現自己能夠輕鬆完成時，真的讓我很高興。

橋式（簡易橋式與加強版橋式）也是難度很高的運動，從我的經驗來看，能夠做到橋式的人，即使罹患腦中風，也很少有人會需要長期臥床。在復健中需要更換紙尿褲時，不只當事人，連照顧者也會輕鬆許多。能夠做到橋式的人，因為有足夠的肌肉，所以即使不小心跌倒了，復健的成效也會很好，在出院時可以自己走出醫院大門。

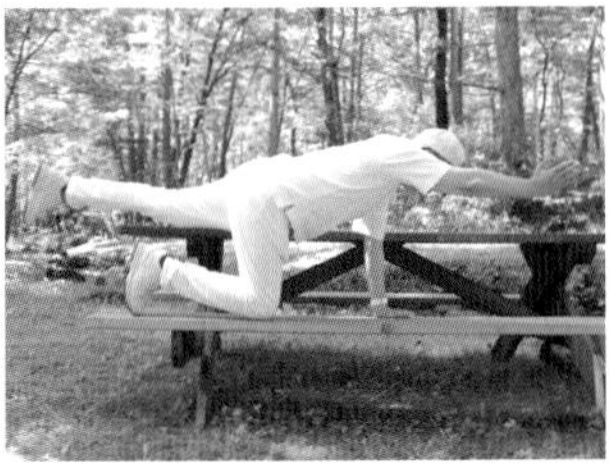

正在做對角線運動的鎌田醫生。如果成功了應該會很讓人開心

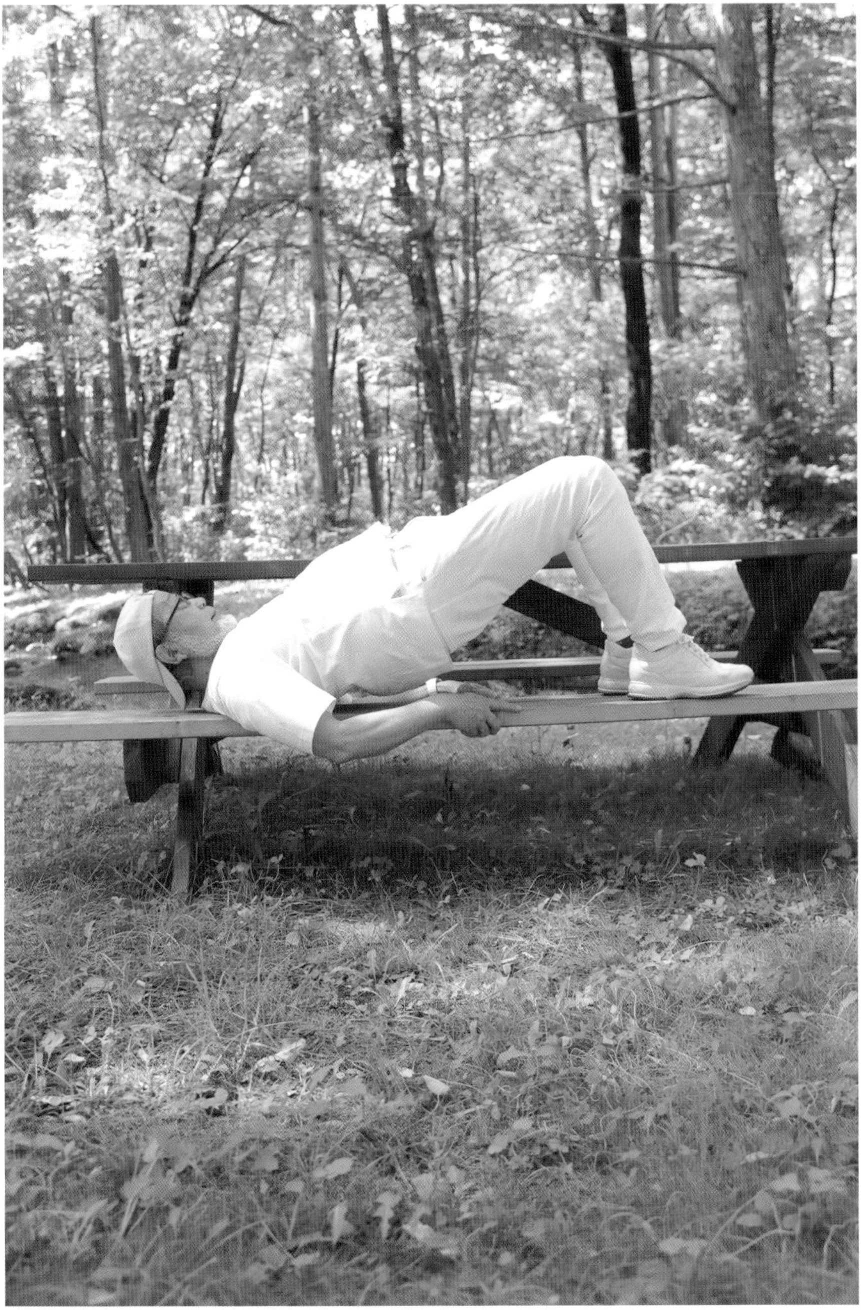

正在做簡易橋式的鎌田醫生。以橋式進行鍛鍊、強化肌肉之後，
即使因為腦中風而倒下，能夠回歸正常生活的比例也很高

14

同時強化手腳肌肉、腹肌與背肌
強化平衡感，打造穩定的核心肌群

對角線運動

（使用手腳進行 2 點支撐）

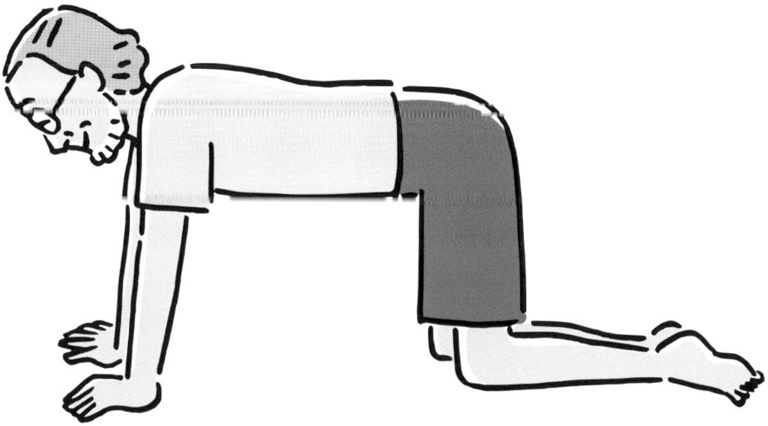

1 四肢著地，雙手雙腳打開，與肩同寬（膝蓋著地）

照片中是在長椅上進行，但在家裡做的時候，在地板上進行會比較安全

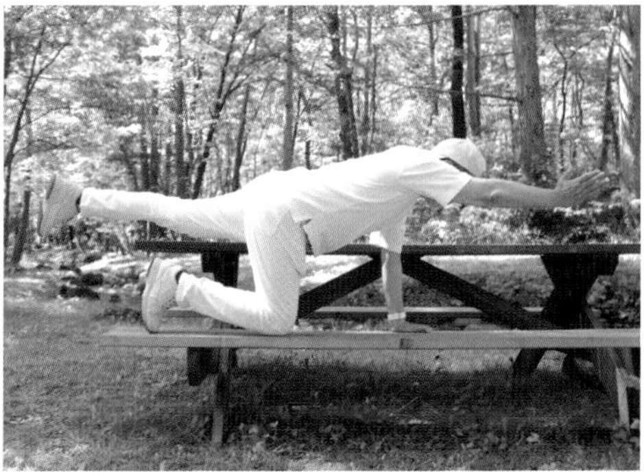

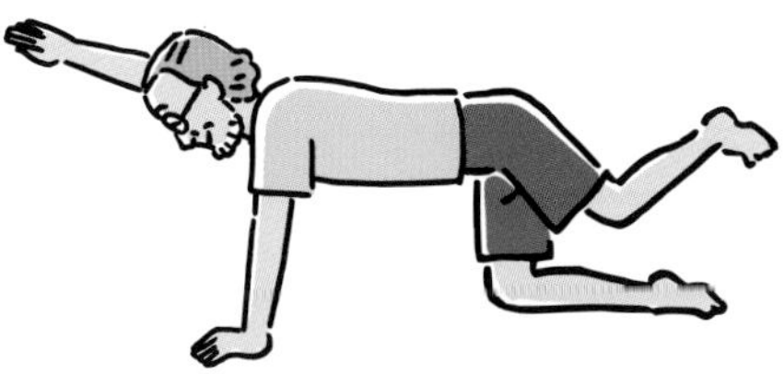

腳無法向後伸直的人，可以在腿部彎曲的狀態下將腿抬高。只要肌力增加，腿部就能夠伸直

次數

1組

左 3 次 + 右 3 次

×

1天 2 組

＊習慣後可增加為 1 組左右各 10 次，更加提升肌力

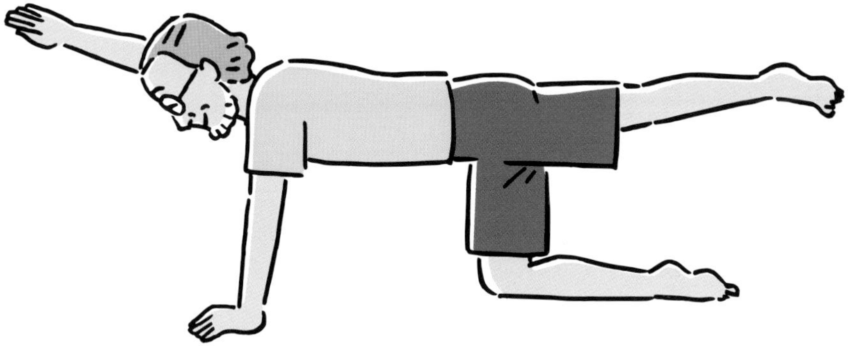

2 在右手往前伸直的同時，左腳也往後伸直。靜止 3 秒後，再回到原來的姿勢，連續做 3 次

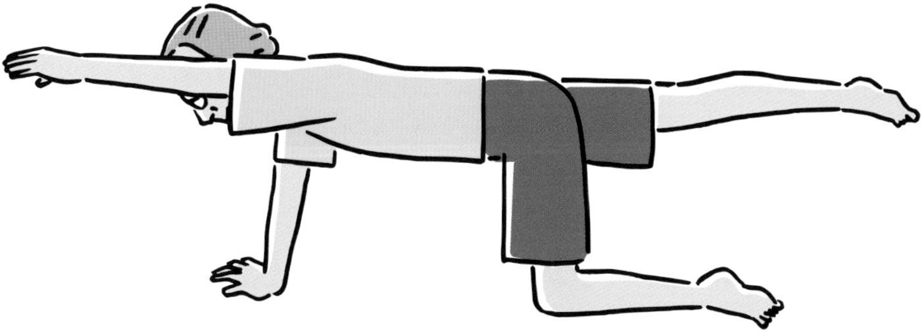

3 換邊。在左手往前伸直的同時，右腳也往後伸直。靜止 3 秒後，再回到原來的姿勢。習慣後能夠順利完成的話，可以試著左右各連續做 10 次

15

強化腹肌、背肌與臀部肌肉
穩定核心，塑造好看的臀部線條

簡易橋式

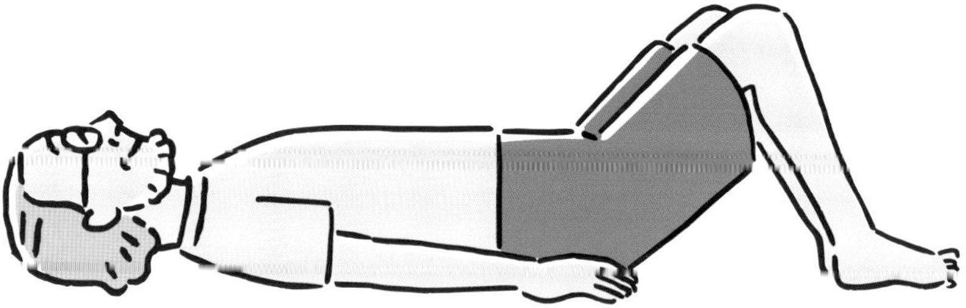

1 仰躺，腳底貼地，雙膝立起呈 90 度，雙手自然地放在地面上

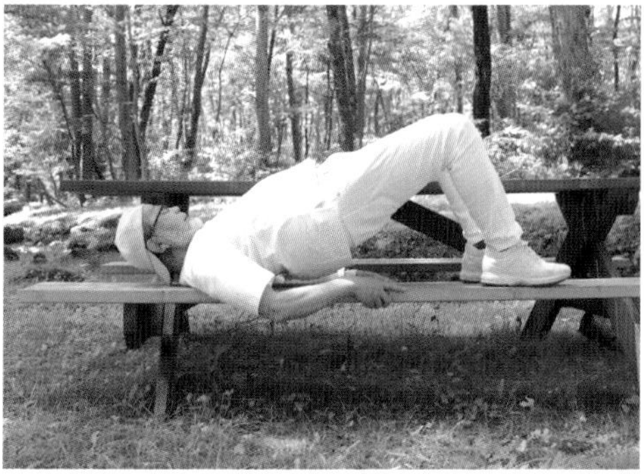

在做完對角線運動的隔天改做簡易橋式，以這樣的頻率每天輪流進行。每週可休息 1 天

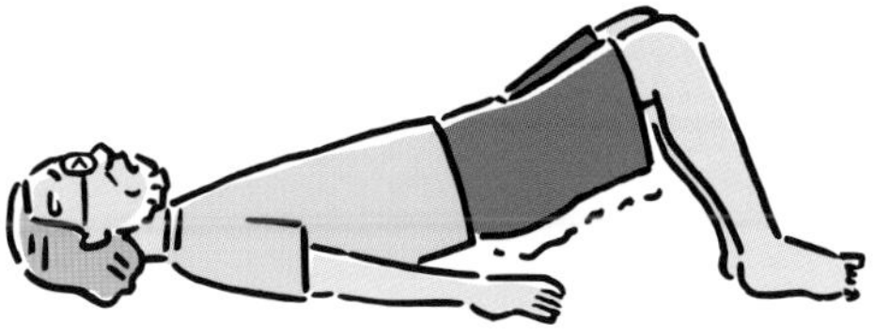

無法讓臀部維持在離地狀態的人，可以讓臀部直接著地，稍微休息後再重複動作

次數

1組 10 次

×

1天 3 組

＊剛開始做的時候，可以先從1組3次開始

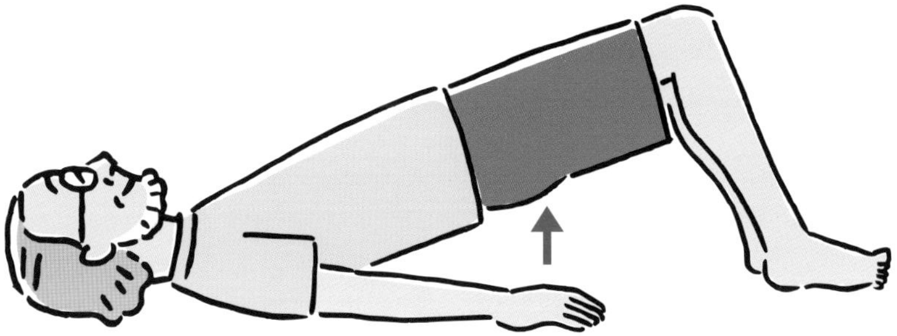

2 抬起臀部。此時要將注意力放在腹肌與背肌上，膝蓋、臀部、胸部與肩膀要呈一直線

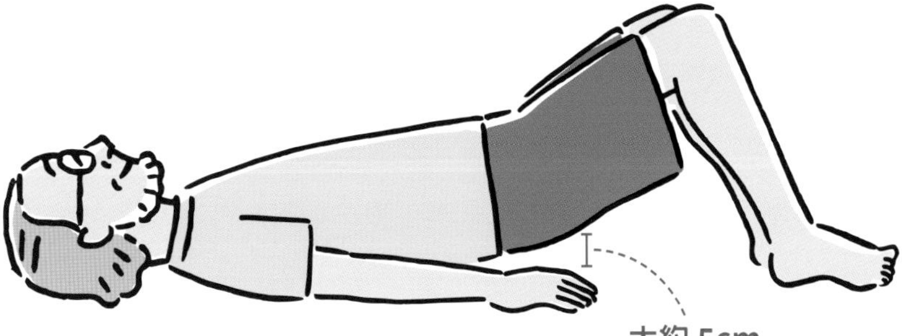

3 維持這個姿勢做完一次呼吸後，將臀部慢慢往下壓，停在距離地板約 5cm 處後，再將臀部往上抬，回到 2 的姿勢。重複 **2** ～ **3** 的動作 10 次

16

強力鍛鍊腹肌、背肌與臀部肌肉
即使需要復健，也能盡快恢復

加強版橋式

（曲膝橋式）

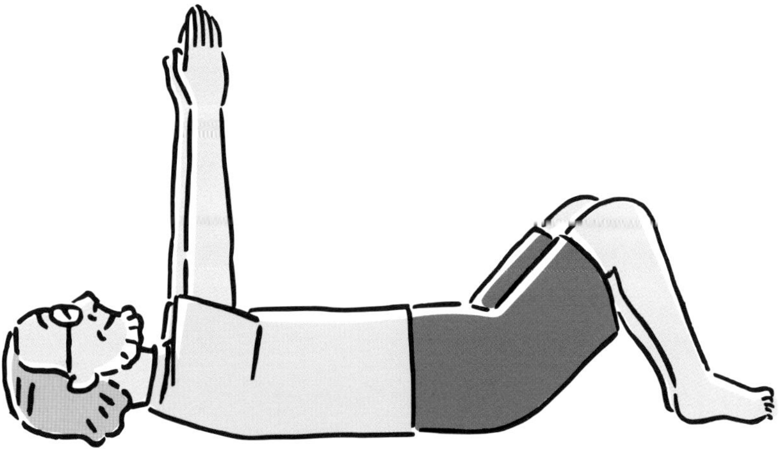

1 仰躺，舉起雙手與地面垂直，距離與肩同寬。雙膝立起呈 90 度

＊與簡易橋式相比，將腳往前伸出約 5cm，會更容易完成動作

能夠做到簡易橋式後，接著就可以挑戰加強版橋式。習慣後，對角線運動與加強版橋式每天輪著做 1 種。每週可休息 1 天

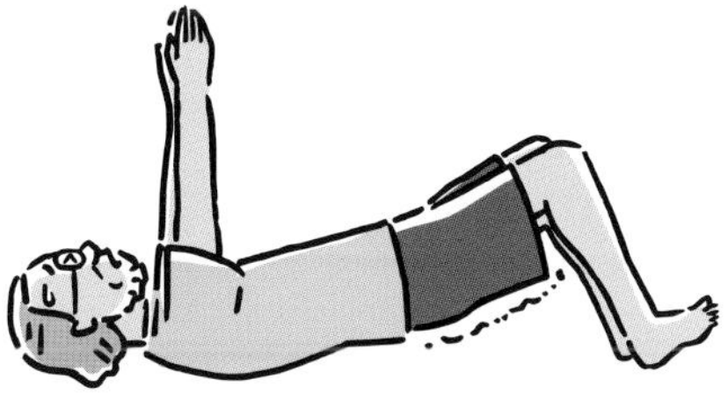

如果無法讓膝蓋、臀部、胸部與肩膀呈一直線，剛開始做的時候，只要抬高臀部即可。持續練習，慢慢就能做到

次數

1 組 10 次

×

1 天 3 組

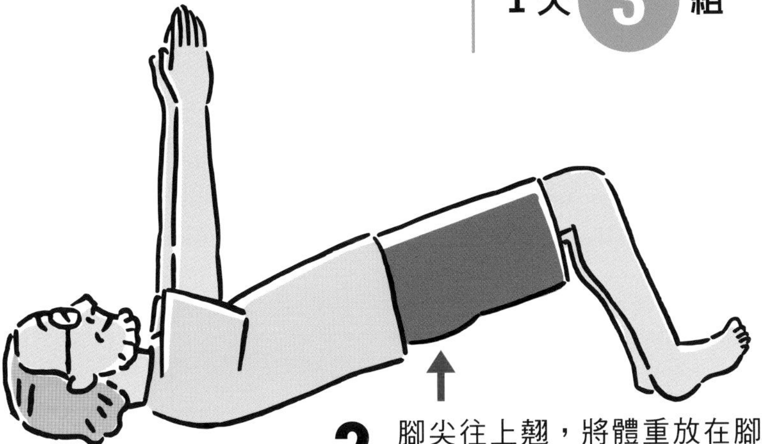

2 腳尖往上翹，將體重放在腳跟上，抬起臀部。此時要將注意力放在腹肌與背肌上，膝蓋、臀部、胸部與肩膀要呈一直線

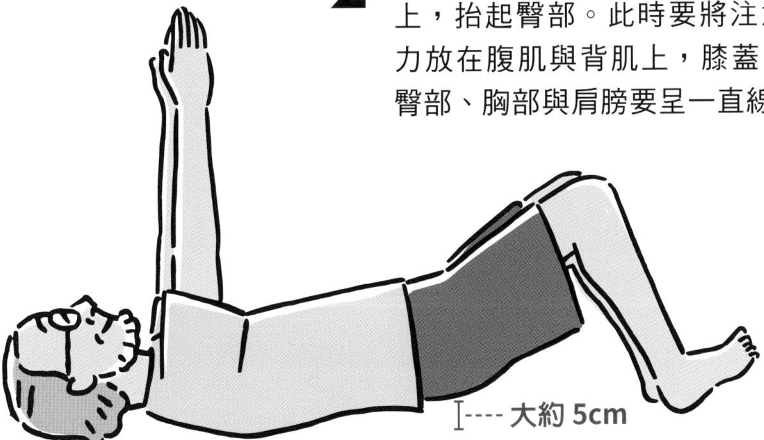

3 維持這個姿勢做完一次呼吸後，將臀部慢慢往下壓，停在距離地板約 5cm 處，之後再將臀部往上抬，回到 **2** 的姿勢。重複 **2**～**3** 的動作 10 次

重點

●腰部不要拱起

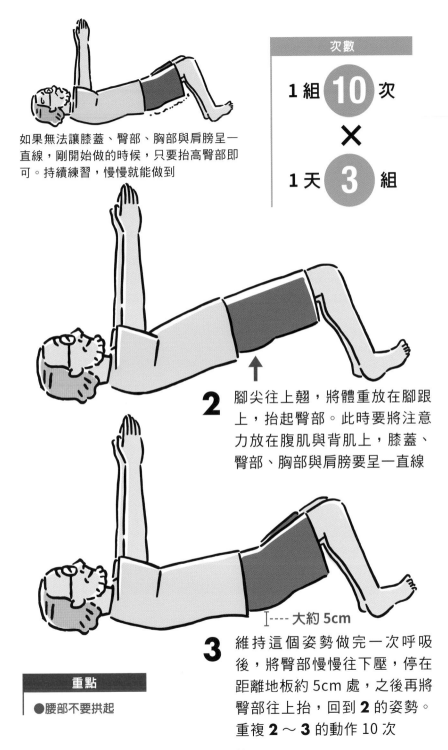

想要「活到老，走到老」，就要提高心肺機能

以健走進行有氧運動

以「方便進行的有氧運動」而廣為人知的健走，簡單來說，就是快走。然而，要每天持續快走20~30分鐘，是件很辛苦的事，因此，我建議各位進行時長15分鐘、交互進行快走和悠閒漫步（慢走）的快慢走。

快走時，會刺激讓身心進入活動模式的交感神經，而慢走時則會刺激讓身體進入放鬆模式的副交感神經。藉由快慢走來刺激這兩者，自律神經的平衡也會變好。

在日常生活中，多走路也是很重要的。天氣好的時候，就與他人保持社交距離，盡可能地多出門走走吧。一天走超過4000步以上，人體就會分泌快樂荷爾蒙，可以預防憂鬱。每日最高步數以8000步為基準，一旦超過，就有可能磨損膝關節，所以要注意不要運動過度。

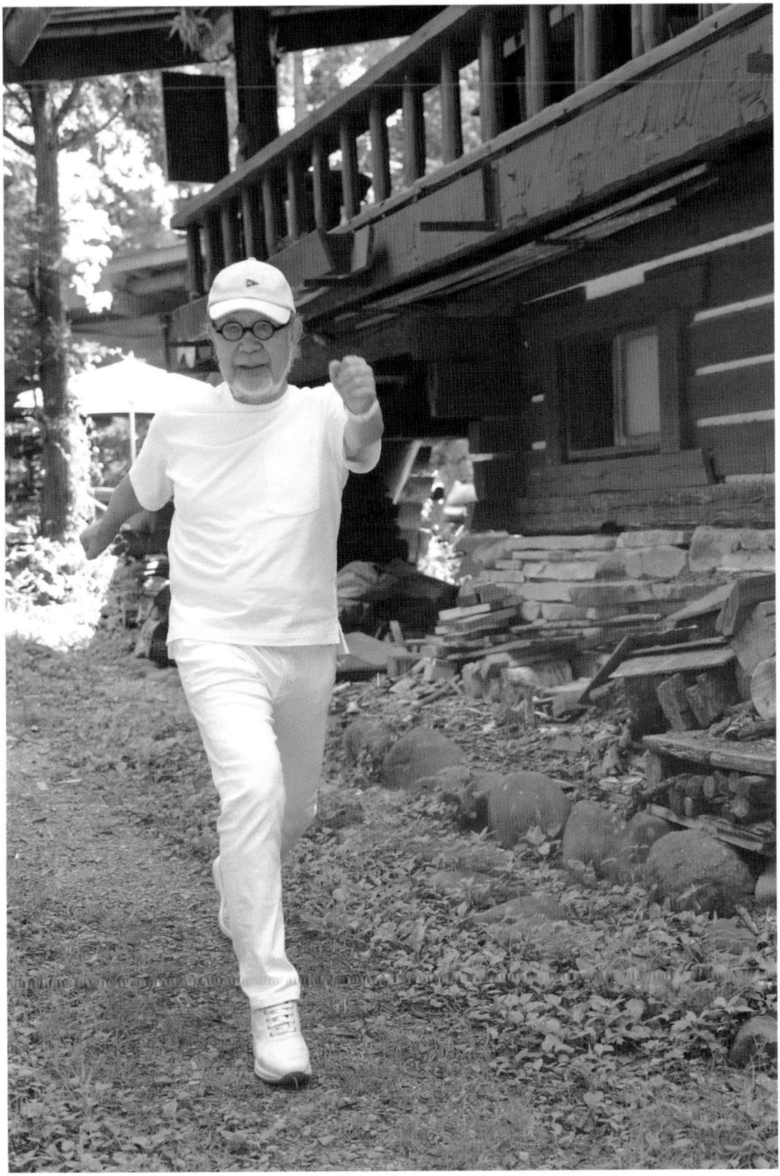

正在快走的鎌田醫生。抬頭挺胸，大幅擺動手臂來行走。
要留意「讓腳跟先著地」，以及「起步時腳尖用力」這兩點

17

即使是運動不足的人也能持續進行
增加持久力，血壓和血糖值也會下降

快慢走

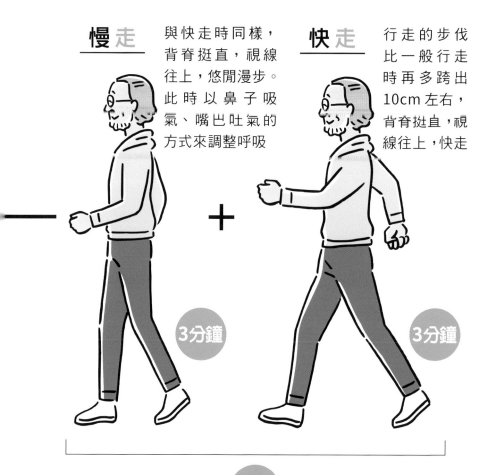

慢走

與快走時同樣，背脊挺直，視線往上，悠閒漫步。此時以鼻子吸氣、嘴巴吐氣的方式來調整呼吸

3分鐘

＋

快走

行走的步伐比一般行走時再多跨出10cm左右，背脊挺直，視線往上，快走

3分鐘

2次

次數

快走 3 分鐘
＋
慢走 3 分鐘

做 2 次　最後快走 3 分鐘 ＝ 合計 15 分鐘

快走時的重點

- 腳跟先著地
- 起步時腳尖用力，抬高腳後跟
- 將手肘往後拉，手臂大幅擺動
- 有節奏感地步行

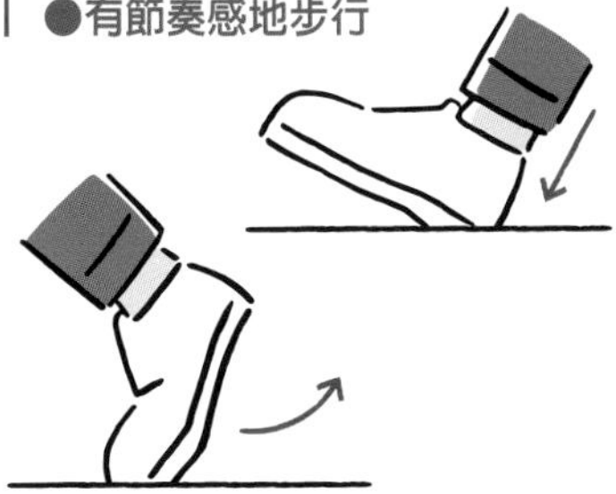

慢走時的重點

- 深呼吸，感受當下的季節
- 感受與大自然連結的自己

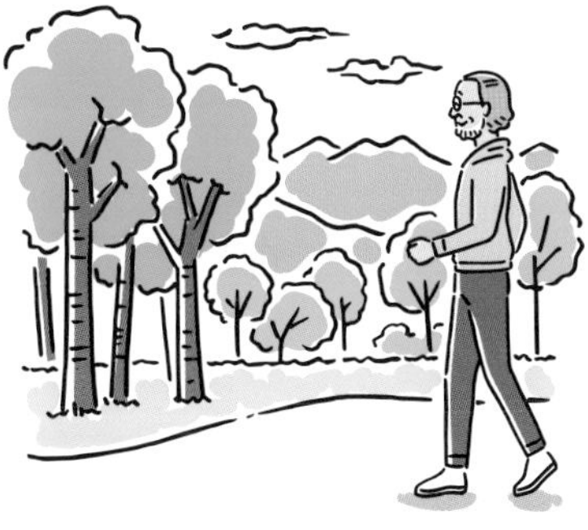

快走

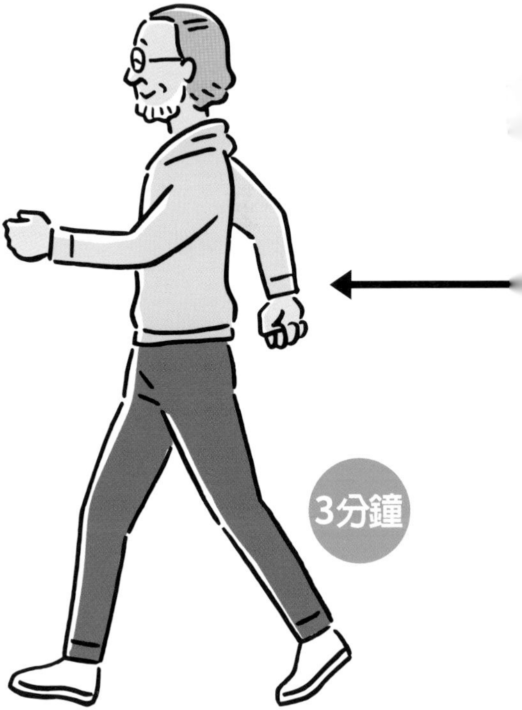

小專欄

下樓梯比上樓梯更重要！
只靠下樓梯就能好好強化下半身的肌肉

在車站之類的地方，常會看到非常努力爬樓梯的中老年人。因為爬樓梯會讓人累得喘不過氣，所以應該有很多人相信，這樣做可以強化肌力吧。在這些人當中，也有人只在上樓時走樓梯，下樓時則搭乘電梯。

職棒的春訓期間或高中棒球的選手，會進行跑上神社長長石階的訓練，從鍛鍊心肺功能的觀點來說，是很有道理的練習方式。

但在「從 60 幾歲開始做的運動」裡，還是不要過度信仰「爬樓梯」比較好。即使到了 70 幾歲、80 幾歲或 90 幾歲，如果想要維持足以出門旅行的肌力，利用樓梯所做的運動，只做「下樓梯」就很夠了。

下樓梯時，會用到平常不會使用的肌肉，因此，可以完整地鍛鍊下半身的肌肉，並且能夠只強化腿部與腰部的肌力，不會對心臟造成負擔。

當然，即使已經年過 60、但仍然想提升心肺機能的人，還是可以做爬樓梯運動。不過，如果沒有預定要參加馬拉松比賽之類的活動的話，我個人認為，只要做下樓梯運動即可。

無論歲數，如果想提高腦部認知功能、預防失智的話

大腦體操

想要給予腦部良好的刺激，最好是在活動身體的同時，也跟著一起動動腦。

首先，先從以稍快的步伐進行健走的同時，一邊心算「從100開始，一直減7減下去」、或是一邊玩文字接龍等形式開始試試看吧。如果能簡單做到，請接著挑戰這個大腦體操。

「大腦體操」（cognicise）是結合「認知」（cognition）和「運動」（exercise）所創造出的字，這是日本國立長壽醫療研究中心為了預防失智症而開發的。有報告指出，大腦體操讓40%的失智症預備軍都得到了改善。

進行大腦體操時，為了想出正確答案而展開思考的過程十分重要，如果輕易就能解答，便無法對腦部產生刺激。要是可以輕鬆完成，就加快速度，挑戰難度更高的體操吧。

18

大腦體操① 初級

一人猜拳

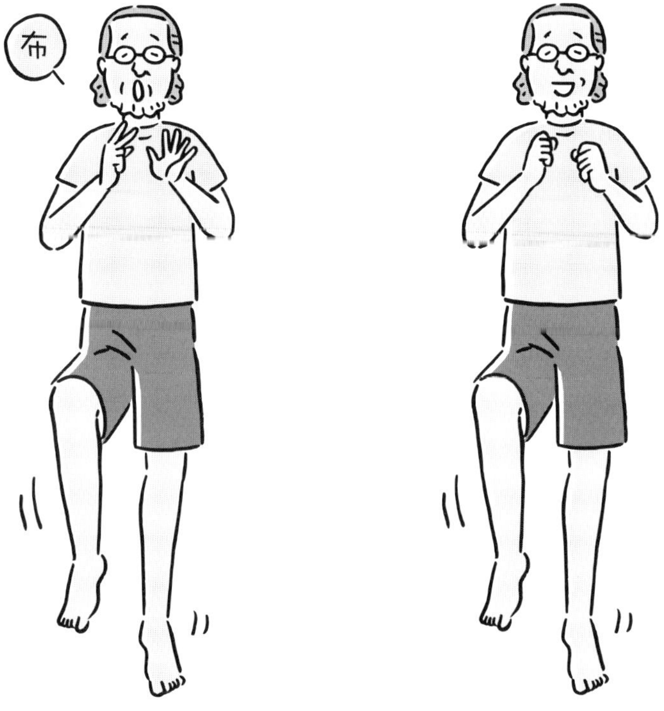

1 一邊原地踏步（高抬腿）、一邊在胸前用左右手玩猜拳。剪刀、石頭……

2 ……布。一定要讓右手獲勝，以一定的節奏持續 30 次

習慣後，漸漸加快節奏，大腿也要抬得更高，即使做錯了也不要停下來。重要的是要用「感覺快到會出錯」的速度來做。切記「不要出錯」並不是大腦體操的目標（所有大腦體操皆是如此）

19

大腦體操② 中級

在 5 的倍數時拍手

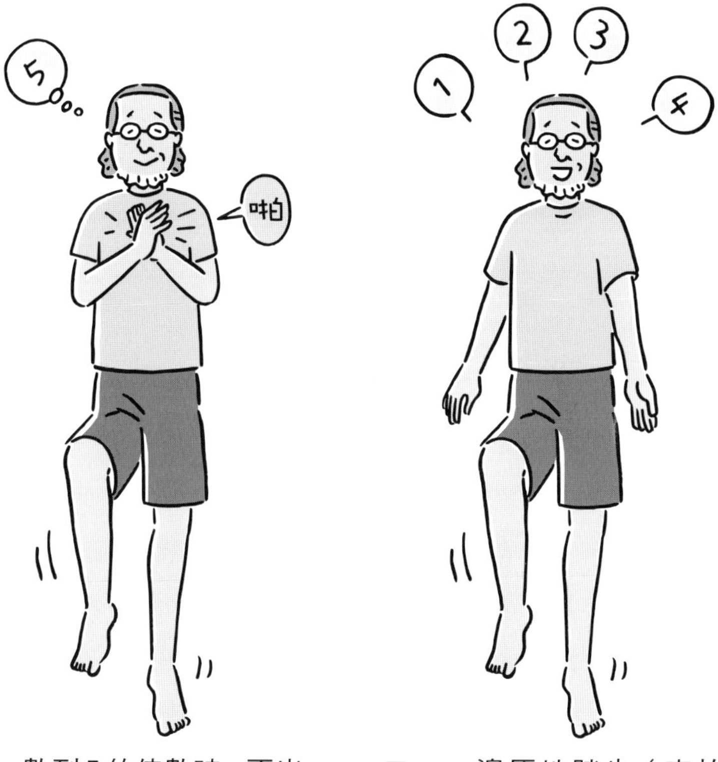

1 一邊原地踏步（高抬腿）、一邊出聲計數

2 數到 5 的倍數時，不出聲，拍一下手。以一定的節奏持續 50 次

習慣後，漸漸加快節奏，大腿也要抬得更高，即使做錯了也不要停下來

20

大腦體操③ 高級

在3的倍數時拍手

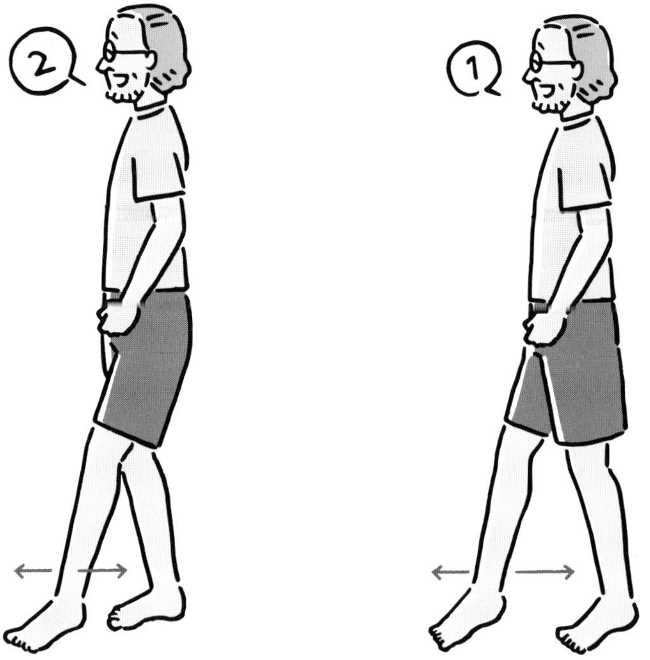

1 雙腿併攏站立，右腳往前踏出一步，同時出聲數「1」，之後馬上將腳收回

2 左腳往前踏出一步，同時出聲數「2」，之後馬上將腳收回

與其他的大腦體操相同，即使做錯了也不要停下來。習慣後漸漸加快節奏

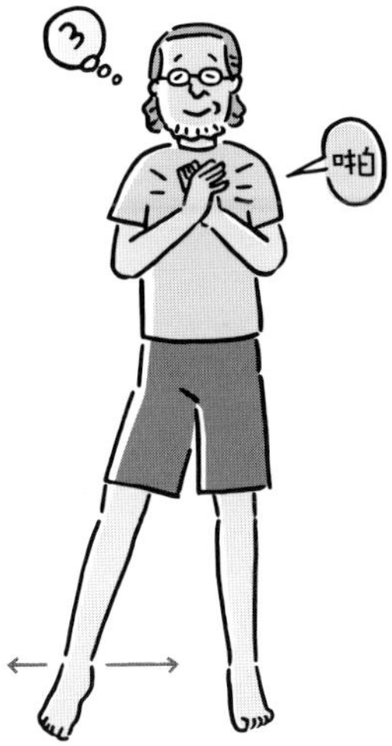

3 右腳往身體右側伸出，不要出聲數「3」，拍一下手。之後馬上將腳收回

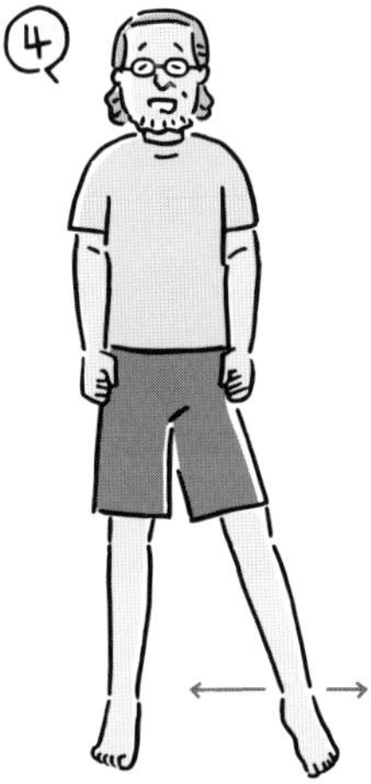

4 左腳往身體左側伸出，同時出聲數「4」

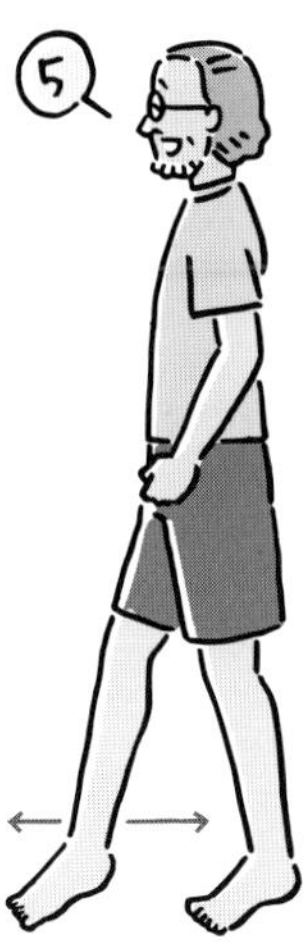

5 右腳往前踏出一步，同時出聲數「5」，之後馬上將腳收回

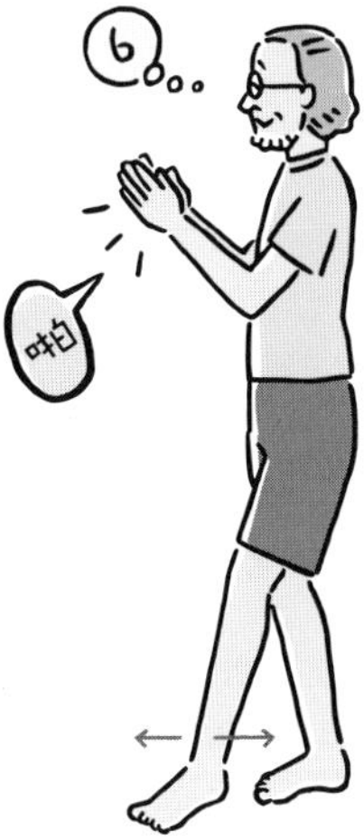

6 左腳往前踏出一步，不要出聲數「6」，拍一下手。之後馬上將腳收回。重複這些動作，在遇到3的倍數時（9、12、15、18⋯⋯）都不要數出聲，只拍一下手。以一定的節奏持續數到51

如果不想死於吸入性肺炎的話

口腔衰弱的預防方法

為了預防新冠肺炎，大家都戴上了口罩。雖然流行性感冒和一般的感冒因此而減少，但另一方面，也有死亡人數反而增加的疾病。各位覺得是什麼呢？答案是「吸入性肺炎」。在這一年間，有4萬2746人因為吸入性肺炎而離世，與前一年相比，大約增加了2400人。

其中的原因就在於口腔衰弱的人數增加。所謂「口腔衰弱」，指的是因為嘴部與喉部一帶的肌力變弱，使舌頭無法靈活運動，讓人在說話時口齒不清，或是飲食時難以吞嚥。吞嚥能力一旦減弱，不僅會容易噎到，也可能因為不小心讓食物或唾液跑進氣管而引發細菌感染，這就是吸入性肺炎。

吸入性肺炎會增加，與「為了防疫而配戴口罩」和「自我約束，盡量少出門」的影響有關。因為戴著口罩，人們會減少交談。再加上自我約束的關係，使得喜歡唱卡啦OK的人，也會因為害怕染疫而不敢引吭高歌。這樣的生活方式會造成口腔機能衰退。

此外，一旦整天戴著口罩，補充水分的次數會減少，使唾液的黏稠度增加，讓細菌容易附著。同時也有說法認為，這些受到細菌感染的唾液進入氣管，也許就是吸入性肺炎增加的原因。

因此，為了預防口腔衰弱，希望各位可以做一下「發音體操」，這個運動即使戴著口罩也能做。在做的時候，可以在戴著口罩不出聲的情況下，將注意力放在嘴部的形狀上，確實做出每個音的口形，或是盡量壓低聲音。不過，要是你人在附近沒有其他人的地方，請拿下口罩，實際發出聲音做做看吧。

順帶一提，憤怒荷爾蒙會在6秒內達到顛峰，所以只要在這段時間內默念「PaTaKaRa、PaTaKaRa、PaTaKaRa……」，就有平息怒氣的效果。這個體操不僅能預防吸入性肺炎，對於控制情緒也很有幫助。

此外，快速重複唸出「Pa・Pi・Pu・Pe・Po」、「Ta・Chi・Tsu・Te・To」、「Ka・Ki・Ku・Ke・Ko」或「Ra・Ri・Ru・Re・Ro」等五十音也有同樣的效果。

發音體操的做法

大聲、清晰地快速唸出日文五十音的「Pa」、「Ta」、「Ka」、「Ra」，重複 6 秒鐘以上

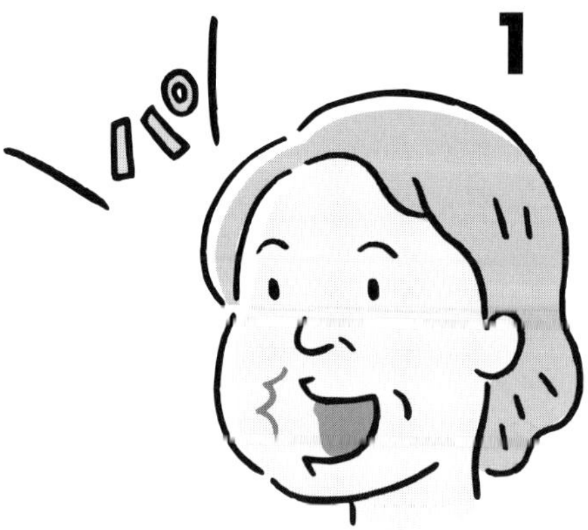

「Pa」行
（Pa・Pi・Pu・Pe・Po）
可以鍛鍊臉頰的肌肉

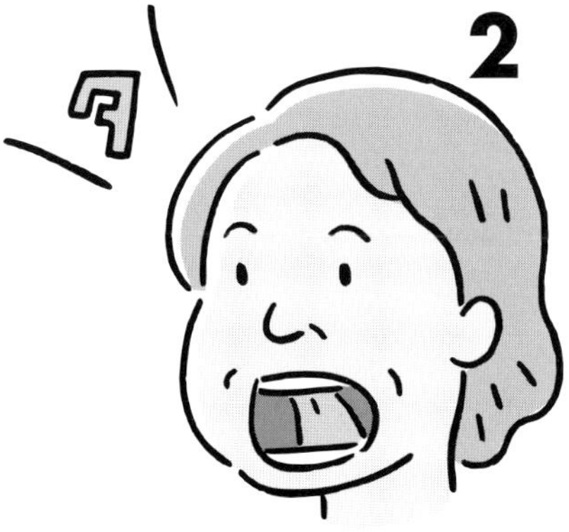

「Ta」行
（Ta・Chi・Tsu・Te・To）
可以鍛鍊舌頭的肌肉

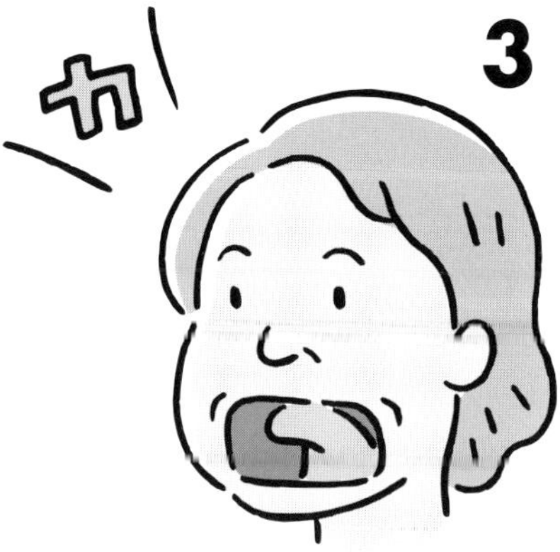

「Ka」行
（Ka・Ki・Ku・Ke・Ko）
可以強化吞嚥時會用到的肌肉

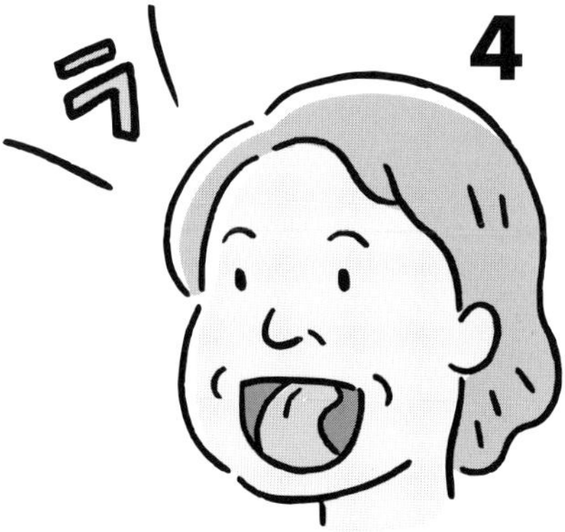

「Ra」行
（Ra・Ri・Ru・Re・Ro）
可以強化口腔整體的肌肉

第2章

不趁現在開始「存肌肉」，到了80歲，可能會連路都走不了？

只要在「家庭健身房」改善肌力低落的問題，就算到了90歲，依然能去溫泉旅行

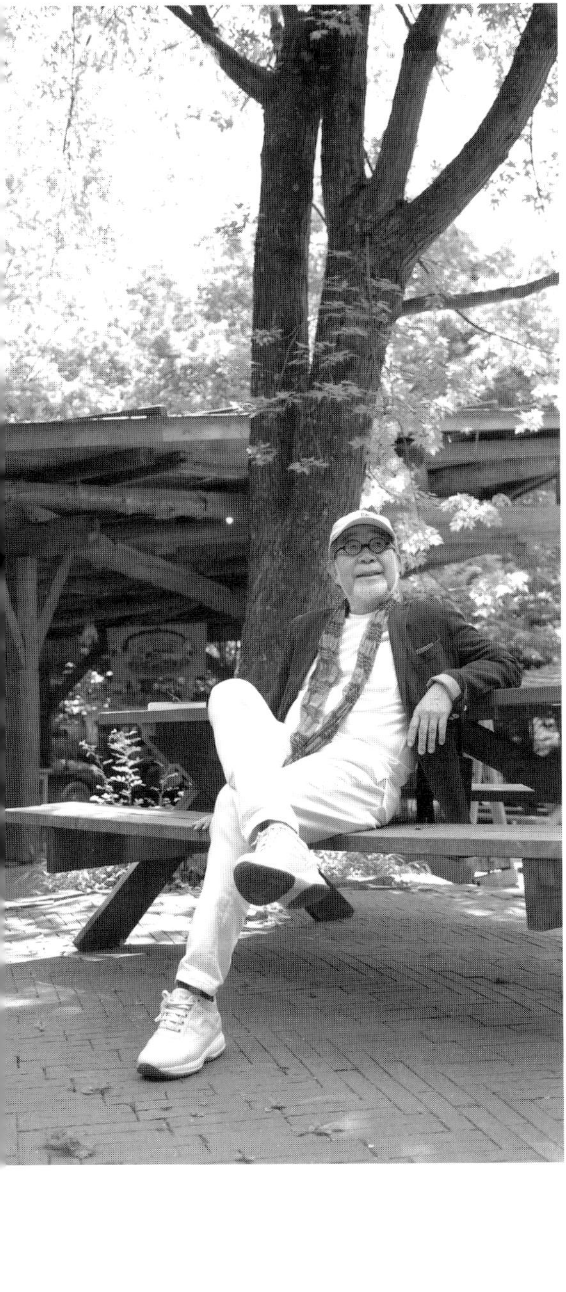

想要只靠少吃來解決「因為在家防疫所造成的肥胖」很危險！

為了預防新冠肺炎，從2020年3月左右開始，日本政府長期要求國民盡量避免外出，「Stay Home」，也就是「防疫居家生活」的時間增加了，生活型態的改變，開始對中老年人的健康產生了巨大的影響。

同時也出現這樣的徵兆：久違地外出，您是否會感覺自己「走路的速度變慢了」，或是「才走了一下子，馬上就覺得累了」呢？

或者，是否有人因為過著長時間待在家裡的生活，導致體重增加、血壓或血糖值上升呢？

持續過著足不出戶的生活，在日常生活中活動身體的機會就會減少，也就是陷入運動不足的狀態。更雪上加霜的是，避免外出會讓下半身的肌肉漸漸衰退，使得走路的速度不復以往，還有只走一下子就會覺得累。

除此之外，運動不足還會導致肥胖。肥胖會引發使血壓與血糖值上升的代謝症候群，讓血壓、血糖值與膽固醇等數值變得較難控制。

體重一旦增加，開始在意代謝症候群的問題時，應該會有很多人想藉由「少吃」來減重吧。然而，這會使得肌肉更加衰弱。

根據美國貝勒醫學院的論文，讓肥胖的銀髮族進行飲食減量的減重計畫，反而會加快肌肉量與骨量減少的速度，最後引發肌少症（老年性肌肉減少症）與骨質疏鬆症。

那麼，該怎麼做才好呢？在同一篇論文裡提供的解決方式，就是肌力訓練＋有氧運動（健走或游泳等消耗大量氧氣的運動）。

雖然導入代謝症候群健檢已經過了十餘年，但在現今的日本，代謝症候群也被認為是對健康最有害的殺手。

然而，我在演講等場合也曾提到，如果在50幾歲時，為了避免代謝症候群而開始進行只靠「少吃」的減重法，因為肌肉量會減少，到了70歲後，有很高的機率會罹患肌少症與骨質疏鬆症，甚至罹患衰弱症，必須依賴長照保險。

靠著究極的肌肉訓練運動讓自己元氣滿點

之所以會這麼說，是因為一旦超過50歲，只以降低體重為目標會是一件很危險的事。比起減重，更要緊的是充分攝取作為肌肉材料的蛋白質，並透過肌肉訓練以增加肌肉。即使體重沒有變化，對中老年人的健康而言，降低體脂肪、增加肌肉是相當重要的。

簡單來說，就是要小心以飲食控制為主的減重方式。即使要減重，也要攝取足夠的蛋白質與蔬菜，並且還要進行肌肉訓練與有氧運動，這兩點很重要。

本書所介紹的20種運動，就是為了達到這個目的。只要將這些運動變成生活中的一部分，即使到了80歲、甚至90歲，依然可以到處去旅行，或是上館子吃自己喜歡的料理，也能夠去欣賞戲劇表演。

此外，進行肌肉訓練和有氧運動，也可以降低「因心肌梗塞等原因所引發的猝死」發生的機率。關於這一點，在國外有如下的研究。

丹麥的比斯珀比約醫院針對約149萬人進行追蹤調查後，發現大約有2萬8000人發生了心肌梗塞。

詳細調查發生心肌梗塞的人後，發現活動量越屬於「較低」族群的人，死亡率越高，而活動量屬於「較高」族群的人，猝死的風險較低。

也就是說，只要完整做完本書所介紹的20種運動，就算萬一心臟病發，就還是有平安恢復的可能。

預防「因防疫居家生活所造成的老化」

肌力降低是「身體」機能低下的一種，但因為「為了防疫而足不出戶的生活」而衰退的機能，並不僅限於身體。例如「大腦」的機能也會有所衰退。

持續過著足不出戶的生活，與他人溝通交流的機會就會減少。此外，因為來自外部的刺激也跟著減少，認知機能會因此降低，也就是說，失智的可能性便提高了。

還有，無法自由外出所造成的壓力、以及不知道疫情何時會結束的不安感，讓某些人產生睡眠障礙或憂鬱等症狀，這種生活型態也會讓「心理」產生不適。

如上所述，為了防疫所採取的生活型態會造成身體、大腦與心理機能降低，說得明白一點，就是加速「老化」。我將之稱為「防疫居家生活老化」。

「因為防疫居家生活所造成的老化」雖然會分別對身體、大腦與心理造成影響，但只要這三者之中缺了任何一項，我們就無法維持健康。

其中最嚴重的問題，就是因為運動不足所造成的身體機能降低。如果因為下半身的肌力減退而覺得行走很費力，就算疫情結束，繼續把自己關在家裡的人也有可能會增加吧。

即使現在行動自如，5年後就需要依賴長照保險

如果繼續過著這樣的生活，即使現在可以行動自如，但在5年後、10年後，就可能

無法行走，有很高的機率需要依賴長照保險。

肌肉衰弱的原因，不僅僅只是因為運動不足。隨著年齡增長，肌肉也會一點一滴地流失。

一般認為，肌肉會從40歲開始減少，之後以每年1～1．2％的量逐漸失去。再加上「防疫居家生活老化」所造成的運動不足，罹患先前所提過的肌少症、衰弱症的危險性就增加了。

所謂的「衰弱症」，指的是隨著年齡增長，肌力衰退、身心活力下降、容易整天關在家裡等身心全方位的衰退。罹患衰弱症後，大多數的人都會需要他人照護。

如今，需要依靠長照保險的人當中，有36．5％的人就與衰弱症有關。

因為這次疫情的關係，讓許多人長期待在家中，有專家指出，在疫情過後，罹患衰弱症的人數有可能激增。

進行「存肌肉」的指導後，在3年內讓衰弱症歸零

為了預防衰弱症，在日常生活中，必須從事增加肌肉的運動，還有攝取能夠增肌的飲食，未雨綢繆，事先「儲存肌肉」。

大約從4年前開始，我在佐賀縣開設了「不用努力的健康長壽實踐塾」，學員大多是40多歲至80多歲的中老年人，我配合每個人的體力，對他們進行「為了儲存肌肉」所需的運動和飲食等生活習慣方面的指導。

學員大約1000人，由西九州大學復健醫學系的大田尾浩教授定期為他們測量肌肉、運動機能與認知機能等，並加以數據化。

查看數據可以看出，在第1次測量時，雖然有好幾位都有衰弱症，但到了第5次測量的時候，已經一位都沒有了。此外，處在衰弱症早期「衰弱前期」（pre-frailty）狀態的人也減少了。

另外，學員們的認知機能幾乎沒有變化。在這3年間，雖然年齡有所增長，但卻能維持認知機能，這應該可視為運動的效果吧。

然而，關於學員們最近的數據，有一個項目讓我很在意，那就是「握力」這一項。在新冠疫情剛開始蔓延的2020年前半，握力看起來並沒有降低太多，但從之後的數據來看，可以看出學員們的握力變弱了。

與此同時，雖然不多，但學員們的腹肌或下半身的肌肉也有減少的傾向。

也許這亦是受到疫情影響，使得學員們無法像以前那樣充分運動。握力的降低，有可能正是反映出這件事。

因為「在家防疫」所造成的握力減退

衰弱症的徵兆會出現在握力上。最近是否無法徹底擰乾毛巾呢？握力變弱，正是無法擰乾毛巾的原因。

握力是肌力的一種，也會隨著年齡增長而衰弱。特別是女性，因為握力低於男性，只要握力變弱，就無法自行打開玻璃罐裝的食品，最後只能對著這些放在冰箱裡、打不開的玻璃罐感到一籌莫展的人，也持續在增加中。

不只玻璃罐，像是轉不開保特瓶的瓶蓋、或是無法轉動門把，有這些問題的人，握力大幅衰退的可能性相當高。

握力不只代表手部握緊的力道，同時還會反映全身肌肉的狀況。因此，握力衰退是肌少症與衰弱症的判斷標準之一。

也就是說，如果握力降低到連保特瓶的瓶蓋都轉不開的人，以下半身的肌肉為首，全身的肌肉有可能都已經變得很衰弱了。

強化握力的運動

九州大學研究所的醫學研究團隊，以福岡縣久山町的居民為對象，進行50年以上的大規模流行病學調查，發表了「一旦握力減弱，壽命就會縮短」此一結果。

此外，在加拿大麥克馬斯特大學以14萬人為對象所進行的調查中，也顯示握力一旦下降5公斤，死亡的風險就會上升16％。

話雖如此，也並不代表只要鍛鍊握力，就能改善衰弱症、延長壽命。因為握力減弱乃是全身肌力減弱的指標，所以，如果不鍛鍊其他部位的肌力，是無法擺脫衰弱症的。

了解握力減弱與其他肌肉間的關聯性後，在我們「不用努力的健康長壽實踐塾」裡，除了既有的全身肌力強化運動外，也增加了強化握力的運動。本書中所介紹的運動，在鍛鍊全身肌肉的同時，也加進了強化握力的菜單，請務必加以實踐。

確認一下自己現在的肌肉狀態吧

就算到了80、90歲，要想能夠「踏出家門」去自己想去的地方，下半身的肌肉就是關鍵。在意自己握力減退的人，也許下半身的肌肉已經開始衰退了。

若是想知道下半身的肌肉量是否足夠，只要以「手指圍圈測量法」測試，就能知道大概的結果。

方法很簡單：在小腿肚最粗的地方，以雙手的拇指和食指圍成一圈，確認手指與小腿間是否有空隙。

這是在確認肌少症時所使用的方法。縫隙越大，罹患肌少症或衰弱症的風險就越高。

相反的，如果小腿肚的肌肉量足夠，即使被手指圈住，也不會產生縫隙。要是肌肉再粗壯一點，手指還可能無法合攏。

手指圍圈測量法也可以用來確認自己儲存了多少肌肉，所以希望各位能夠記住這個方法。在手指與小腿肚間出現縫隙的人，為了找回能夠讓您自由出門的肌肉，請從現在立刻開始存肌肉。

當然，手指與小腿肚間沒有縫隙的人，也需要存肌肉。即使覺得現在沒問題，但只要沒有運動的習慣，肌力就會逐漸下降。

肌少症的自我確認法

手指圍圈測量法

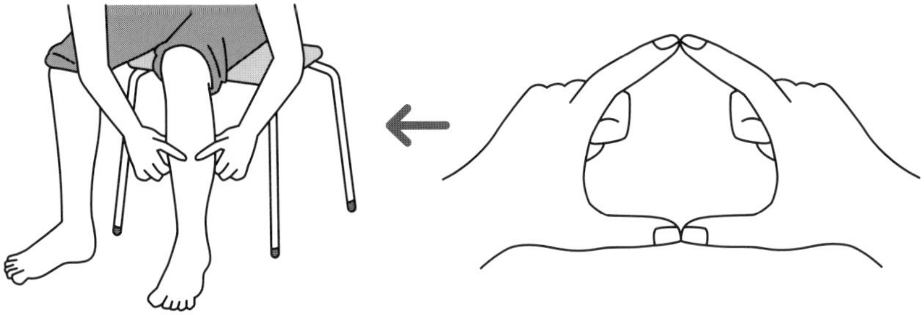

將手輕輕放在非慣用腳的小腿肚最粗的地方，腿部不要用力

以雙手拇指和食指做出一個圓圈

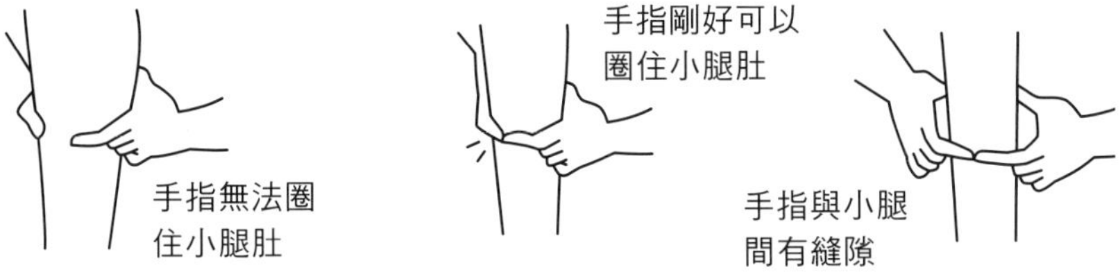

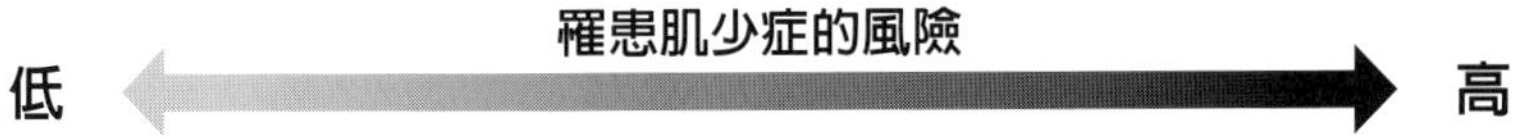

＊引用自東京大學高齡社會綜合研究機構（柏校區）

鎌田式衰弱症檢測表

體重	●沒有特別減重，但在最近 6 個月內體重掉了 2 公斤以上	**身體狀態**	●時常覺得很疲倦 ●提不起勁做任何事
飲食	●沒有特別注意攝取蛋白質 ●在喝茶或喝湯時，曾經嗆到過	**步行速度**	●無法追過走在自己前面的人
肌力	●無法擰乾濕毛巾 ●覺得玻璃罐或寶特瓶的瓶蓋很難轉開 ●如果不抓著什麼東西，很難從椅子上站起來 ＊如果是 40 多歲的人，請換成「無法用單腳從椅子上站起來」		

評價

・只要有 1 個項目符合，就是衰弱症的風險族群

・符合 3 個項目以上，就有可能已經罹患衰弱症

光只做深蹲與踮腳運動是不夠的

我會建議為了存肌肉而運動，並不是從這本書才開始的。在2019年出版的《鎌田式「深蹲」與「踮腳運動」》（鎌田式「スクワット」と「かかと落とし」，暫譯。集英社出版），內容也是關於如何儲存肌肉。

這本書的內容是源自於我自身的經驗。距今大約5年前，我的體重增加至80公斤，並且感覺體力開始衰退，因此，我自己也開始做起在演講會等場合推薦聽眾做的深蹲與踮腳運動。

持續做這2個運動做了3年後，我的體重降至70公斤、腰圍減少了9公分，因此改善了代謝症候群的問題，血壓、血糖值與膽固醇的數值也回歸正常，骨密度增加了130%。因為身材變好的關係，也開始樂於打扮。

現在，我每天都從20種運動中選出幾種，加以組合後進行鍛鍊。這又是為什麼呢？原因在於，雖然深蹲與踮腳運動都是預防衰弱症的基本運動，但兩者都是鍛鍊下半身的肌力，對於強化上半身的肌力來說並不足夠。

在上半身的運動中，重要的是腹肌與背肌，以及被稱為深層肌肉的核心肌群。核心肌群是保持身體平衡必要的肌肉，因此，鍛鍊這些肌肉，可以預防造成需要接受他人照護的原因之一——跌倒。

除此之外，鍛鍊骨骼的運動也很重要。肌力一旦減弱，很容易就會失去平衡，導致絆倒、跌倒。這個時候，如果骨骼也很脆弱的話，有很多人就會因此大腿骨折，造成臥床不起的悲劇。

重要的是鍛鍊肌肉與骨骼的活動。因此，我將儲存肌肉的運動稱為「肌活」，而鍛鍊骨骼的運動則稱為「骨活」。

「肌活」需要注意的是「不要每天做同樣的運動」與「蛋白質活」

正如我之前提過的，肌肉會從40歲開始，以1～1．2％的量逐漸流失，如果不進行「肌活」的話，在60歲左右，就會變成肌少症的狀態。過了75歲之後，有可能會罹患衰弱症，連行走都辦不到。

一旦對走路這件事失去自信，就會變得少與人接觸、無法去旅行，對腦部的刺激減少，也會有引發認知功能降低的風險。因此，即使是至今都沒有運動習慣的人，最晚也要從60幾歲開始進行「肌活」比較好。

所謂「肌活」，就是給予肌肉刺激，讓肌肉受一點小傷。肌肉的細胞在稍微被破壞後會再生，肌肉量就會因此而增加。

做完運動的隔天，肌肉會有點僵硬或疼痛，這就是肌肉開始再生的證據。有些人會因為時常感到肌肉痠痛而放棄「肌活」，這是非常可惜的事。只要知道「這點小痛就是『肌活』做得好的證明」，應該就不會那麼痛苦了吧。

關於「肌活」，有2點需要注意。第1點，是不要連續幾天都做刺激同一個系統的肌肉的運動。在做了深蹲等鍛鍊大腿的運動後，隔天為了促進肌肉再生，所以讓該部位休息，改為鍛鍊腹肌、背肌等其他系統的肌肉。

也就是說，每天都給予不同的肌肉一點刺激。雖然本書介紹了20種「肌活」運動，但每天只要做3至5種即可，以平常心來進行。

第2點，是積極攝取蛋白質的「蛋白質活」。蛋白質是作為肌肉材料的營養素。即使到了高齡80、90歲，為了能夠一個人去旅行，或是去餐廳用餐，在飲食中攝取足夠的蛋白質是很重要的。關於「蛋白質活」，會在第3章中詳細說明。

「骨活」需要注意的是「給骨骼的刺激」、「營養」與「曬太陽」

接著是「骨活」。骨密度一旦降低，就會引發讓骨骼變得脆弱的骨質疏鬆症。為了預防這一點，必須刺激造骨細胞才行。

造骨細胞一旦受到刺激，就會分泌名為骨鈣素的骨骼荷爾蒙，強化骨骼。骨鈣素可以讓血壓與血糖值下降、預防代謝症候群，所以進行「骨活」，還可以預防高血壓或糖尿病等生活習慣病。

關於「骨活」，有3點需要特別注意。第1點是如前所述的，給予骨骼刺激。能夠刺激骨骼的運動，就是簡易踮腳運動（第28頁）。抬起腳跟再放下，可以刺激下半身的骨骼。

此外，因為在日常生活中很少能刺激到上半身的骨骼，所以需要下點工夫。為此，我構想出來的就是「拍手10次」（第24頁），像是在參拜神社時拍手的運動。藉由拍手的動作，可以刺激上半身的骨骼。

第2點是「確實攝取足夠的骨骼營養素」。所謂骨骼營養素，指的是鈣、維生素D與維生素K。

充分攝取含有這些營養素的食品，並且給予骨骼刺激，可以讓骨骼變得強健。關於骨骼營養素，也會在第3章中詳細說明。

至於第3點，則是「曬太陽」。即使只有手部或臉部的一部分也好，只要沐浴在日光下大約30分鐘，體內就會合成維生素D。維生素D這種營養素，可以幫助人體吸收作為骨骼材料的鈣，但因為只靠飲食無法攝取到足夠的量，所以必須藉由曬太陽來合成不足的部分。

不管是在家中、通勤路上或公司，「哪裡都是健身房」

應該有不少人會認為，為了「肌活」或「骨活」而做的運動，非上健身房不可吧。就算對健康再怎麼有幫助，只要想到「如果不特地去健身房的話就做不到」，就很難跨出第一步。

不過，請不用擔心，本書介紹的這些「為了『肌活』與『骨活』」所做的運動，幾乎都可以在家裡（部分在戶外）進行。

此外，也許會有人認為「肌活」需要啞鈴等工具，但「肌活」其實並不需要特別準備什麼用品。

幾乎所有的運動都是「自重運動」，因為以自身體重作為負荷，所以不需要其他工具。只要短短3分鐘，就能夠讓自己更年輕。

也就是說，各位的家就是健身房，是「家庭健身房」。如此一來，即使政府再次要求大家為了防疫而待在家中，也不用擔心，這就是懶人鍛鍊操可以持續進行的祕訣。

在這些運動中，也有一些是可以一邊看電視邊做、或是在廚房做飯的空檔時可以做的。只要做這種「可以一邊做事一邊做」的運動，就能進行「肌活」與「骨活」，應該任誰都可以輕鬆地開始吧。

即使在緊急事態宣言期間，我在天氣好的時候，也會在注意「3密」（密閉、密集與密切接觸）的前提下，在室外做運動。鎌田式運動的特色除了「家庭健身房」之外，同時也能落實「哪裡都是健身房」。

因為不管在何處都能運動，所以完全不需要花錢上健身房。

還有，因為可以在做事的同時做運動，也不會耗費多餘的時間。如果是上班族，也有可以在通勤時一邊拉著吊環一邊做，或是能在辦公室裡若無其事地進行的運動。當然，如果對肌肉訓練產生興趣，進而想去健身房的話，我也非常贊成。

1小時中留3分鐘作為運動時間

雖然前面提過，一天只要從20種運動中選出3至5種進行即可，但在週末這種時間比較充裕的時候，也可以在星期六做10種，接著在星期天做完剩下的10種，特別是血糖值較高的人，我很建議這麼做。

澳洲天主教大學發表了一篇很有趣的論文。內容提到，糖尿病患者因為血管機能降低，導致心臟病和腦中風的風險增加，但只要每隔30分鐘做3分鐘的簡單運動，就可以期待血管機能有所改善。

糖尿病患者或是血糖值高到被列入糖尿病高風險族群的人，請務必在周末之類的時間裡，試著完整做完20種運動。

除了有氧運動外，1種運動大概只需要3分鐘就能完成，請以「每30分鐘就做1次3分鐘的運動」這樣的頻率試試看。看電視時，每30分鐘就起身站立3分鐘，在這段期間就非常適合做其中一種運動。

如此一來，就能夠預防將來可能會發生的心肌梗塞或腦中風、甚至是血管性失智症。

我在寫稿時，每30分鐘就會起身，在這段期間內做其中一種運動來轉換心情。不只能強化肌力，還能轉換心情，寫稿的速度反而還變快了。各位上班族朋友，要不要嘗試一下1小時至少起身1次、在3分鐘內低調地進行某項「肌活」呢？我想這樣一來，工作效率反而會更加提升。

「肌活」運動讓人生充滿挑戰

如果能夠做到以前做不到的運動，就會產生成就感。如此一來，大腦會分泌名為多巴胺的快樂荷爾蒙。

運動的難度越提升，就越容易分泌多巴胺，心情也會變得更愉快，所以應該也能消除因為新冠疫情所產生的壓力，以及預防因疫情所引發的憂鬱症。

還有，進行「肌活」運動的話，人體就會分泌名為睪固酮的挑戰荷爾蒙，讓人積極面對人生。

除此之外，進行「肌活」運動也會分泌肌肉激素，這種荷爾蒙是被認為具有抗老化效果的萬能荷爾蒙，對於降低血壓和血糖值也有幫助。只要持續保持運動的習慣，就能夠回春、變年輕。

雖說運動與均衡的飲食是預防老化的基本，但這些生活習慣也與提升讓人不易生病的「自然免疫力」有關。

有報導指出，接種過新冠疫苗的人最後還是染疫，關鍵就在於當事人自己原本的免疫力。

免疫力分為兩種，一種是不論是何種病原體都能對應的自然免疫、另一種則是藉由接種疫苗等方式得到的獲得性免疫。

即使病毒入侵人體，如果量少，就可以靠自然免疫來擊退它們。運動，以及攝取對腸道環境有益的蔬菜和納豆、起司等發酵食品，可以稍微提升自然免疫力（但仍然需要做好戴口罩、避免3密等基本防疫措施）。

邁向「即使到了90歲還能大口吃肉」的人生！

在第1章已經附上插圖詳細解說了能夠讓自己更加年輕的運動。不單只有「肌活」運動與「骨活」運動，也介紹了預防失智症與口腔衰弱的運動。

口腔運動指的是口腔機能的退化。肌力虛弱稱為身體衰弱症，口腔機能虛弱則稱為口腔衰弱。口腔機能一旦下降，就會產生說話口齒不清，無法用言語明確表達自己的意思等各種問題，其中最嚴重的，就是吸入性肺炎患者的增加。

做好嘴部的「肌活」，維持即使到了90歲，仍然能夠食用較硬食物的口腔機能是很重要的。吃肉可以補充蛋白質，預防全身肌肉流失，並且，因為可以享用美味的食物，也能提高對於「活著」的滿足感，會讓人更有幹勁去做運動，形成良性循環。在接下來的第3章裡，我想要好好談談「蛋白質活」與「骨活」。

第3章

想要享受人生到最後一刻，靠的就是肌肉

即使到了90歲，依然能去餐廳用餐的飲食法

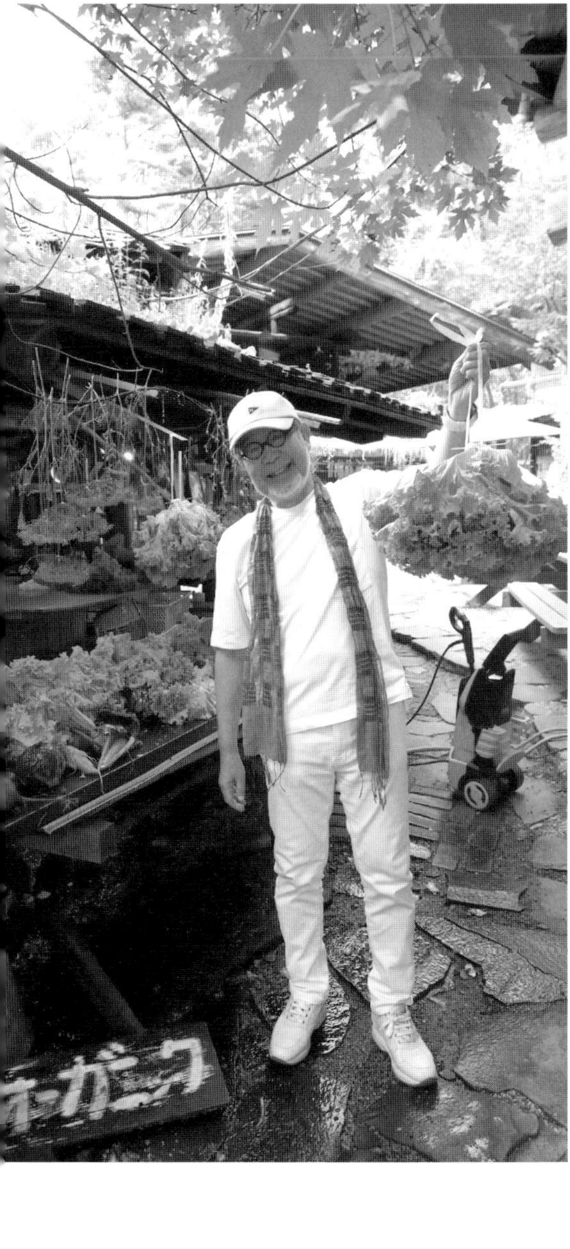

為了進行「肌活」，每天需要70～80克的蛋白質

要想藉由「肌活」運動來增加肌肉，以及進行「骨活」運動來強健骨骼，必須攝取足夠的營養。因此，本章將會說明該如何攝取「肌活」和「骨活」所需的營養素。

首先，如各位所知，「肌活」必要的營養素就是蛋白質。如果想要增肌，在進行「肌活」運動的同時，也必須積極攝取蛋白質，我將這件事稱為「蛋白質活」。

與歐美地區的人相比，日本人長期臥床的人數較多，其中一個原因，就是因為蛋白質攝取不足。

根據厚生勞動省的定義，成人每日所需的蛋白質，男性為50g，女性為40g。而65歲以上的高齡者，為了預防肌少症與衰弱症，每日攝取量會希望可以增加至每1公斤體重1g以上。

比起壯年，高齡者必須攝取更多蛋白質的理由，可能是因為日本人會隨著年紀增

長，漸漸不吃肉類等蛋白質含量較多的食材，攝取量變少的緣故吧。

此外，如果繼續過著普通的生活，肌肉會從40歲起，每年以1～1．2%的量逐漸減少，請各位務必記住這一點。

我認為，即使是50多歲的人，最少也必須攝取每1公斤體重1g的蛋白質。每1公斤體重1g蛋白質的攝取量，是為了維持現有肌肉的最低量，如果要以增加更多肌肉的「存肌肉」為目標，可以用每1公斤體重1．2g蛋白質為基準。我的體重為70公斤，所需的蛋白質就是70×1．2＝84g。為了便於計算，就將目標訂為80g吧。

超簡單的鎌田式蛋白質換算法

說實話，一天要攝取80g蛋白質是很難做到的。話說回來，各位知道什麼食物裡含有多少蛋白質嗎？

即使知道肉類、魚類、蛋和豆腐等食物富含蛋白質，不過應該很少人知道，每一樣食材裡各含有多少蛋白質吧。

但話雖如此，要查詢每一樣食品的蛋白質含量也很麻煩，所以，接下來就讓我向各位介紹，任誰都能做得到的鎌田式蛋白質換算法吧。

牛肉、豬肉和雞肉等肉類，蛋白質的含量雖然會因為部位不同而有所差異，但100g的肉大約都在20g左右。

此外，鮪魚、竹莢魚、鯖魚和鮭魚等魚類也是。蛋白質的含量雖然會因為魚種不同而變動，但平均100g約有20g左右。請將一片鯖魚或鮭魚等魚類的切片視為大約100g。

所以，我在1日3餐中，一定會盡量吃肉料理或魚料理。早、中、晚20g，加起來就有60g。在日本人的飲食習慣裡，晚餐的分量最多，所以只要在晚餐時同時食用肉料理和魚料理，就可以到達80g。

或者是以早、中、晚各攝取20g蛋白質為基礎，再加上1顆蛋（6g）、半塊板豆

鎌田式

主要食品的蛋白質含量（概算）

食品	蛋白質量概算	參考說明
豬肉、牛肉、雞肉等肉類 100g	約 20 g	100g 中的蛋白質含量，豬肉（里肌）為 22.1g、牛肉（里肌）為 19.1g、雞肉（雞胸）為 19.5g 等，大約在 20g 左右。薄切火腿 1 片約 20g，所以蛋白質含量大約 4g
鮪魚、鯖魚、鮭魚等魚類 100g	約 20 g	100g 中的蛋白質含量，黃鰭鮪魚為 24.3g、白腹鯖魚為 20.6g、竹莢魚為 19.7g、銀鮭為 19.6g 等，大約在 20g 左右。鮪魚罐頭 1 罐約 70g（含湯汁）的蛋白質大概 12g 左右
雞蛋 1 顆	約 6 g	蛋 100g 的蛋白質含量為 12.2g，1 顆的重量大約 50g，所以含量約為 6g
板豆腐半塊	約 10 g	板豆腐 1 塊大約 300g。100g 中的蛋白質含量為 7.0g，所以半塊的含量大約 10g 左右。需要泡水發開的高野豆腐與粉豆腐，蛋白質含量也可以用同樣的量來計算
納豆 1 盒	約 8 g	納豆 100g 的蛋白質含量為 16.5g，1 盒大約 50g，所以含量約為 8g
牛奶 1 杯	約 7 g	牛奶 100g 的蛋白質含量為 3.3g，如果 1 杯為 200g，含量即為 2 倍，6.6g
起司 1/6 塊	約 3～4g	圓盒起司 1 盒大約 100g、卡芒貝爾起司的蛋白質含量為 19.1g、再製起司則為 22.7g。方便食用的 1/6 塊大小的起司，蛋白質大約 3～4g
優格 100g	約 4 g	優格 100g 的蛋白質含量，一般的優格（全脂、無糖）為 3.6g、無脂肪無糖的優格則為 4.0g，所以大約為 4g

＊參考說明中提到的蛋白質含量引用自《修訂第八版食品成分表 2021》（女子營養大學出版部）

腐（10g）、1盒納豆（8g）等其他食物，盡量攝取到80g的蛋白質，也是一種方法。

從早餐與午餐中攝取40克以上的蛋白質

之所以每天都必須攝取蛋白質，是因為人體會不斷分解部分的肌肉。而被分解的肌肉會以從食物中獲取的蛋白質為原料，再度合成。再度合成肌肉時，所需的蛋白質最低量為60g，如果不能維持這個最低限度的攝取量，即使再怎麼進行「肌活」運動，肌肉也不會增加。

此外，蛋白質不僅可以儲存在體內的量很少，還有可能會轉變為脂肪。所以，分別在早餐、午餐和晚餐時，「少量多次」地攝取蛋白質，較為理想。

在日本人的飲食習慣裡，早餐通常習慣會吃得比較簡單，因此，在這一餐中所攝取到的蛋白質，特別容易不足。

例如，早餐吃吐司的話，加上1顆蛋與1片火腿，也只能攝取到10g的蛋白質。此外，即使是日式早餐，如果只吃白飯配上味噌湯、梅乾與醃漬物，就幾乎無法攝取到蛋白質。

因此，如果要配吐司吃，可以用2顆蛋與2片火腿做成火腿蛋，這樣就能攝取20g的蛋白質；日式早餐的話，只要配菜一定會吃鮭魚切片或竹筴魚乾，即可攝取20g的蛋白質。

沒辦法一大早就吃肉或魚的人，除了生蛋拌飯的蛋之外，還可以在味噌湯裡打一顆蛋，或是將納豆或豆腐當作配菜，如此一來，就能攝取將近20g的蛋白質。

對於「存肌肉」效果絕佳的油漬沙丁魚、蛋與納豆

因為忙碌，有些人是不是會用泡麵來打發午餐呢？只吃這個的話，蛋白質很明顯是絕對不足的。

不過，即使用泡麵當午餐，只要下點工夫，一樣能攝取20g以上的蛋白質。

講到泡麵，很容易會被認為「幾乎都是碳水化合物」，但日本最近也出現了含有蛋白質15g左右的商品，選購時，不妨找找看有標示「高蛋白」的品項吧。

當然，如果只吃這個，不論是蛋白質還是蔬菜的量都不夠，所以要在泡麵裡加入蔬菜和富含蛋白質的食材。

我推薦的是瓶裝油漬沙丁魚。罐頭開封後就必須盡早食用完畢，但如果是玻璃瓶裝的食品，會比較容易放在冰箱中保存。

我會在高蛋白泡麵裡加入油漬沙丁魚和可食用辣油，這樣就能攝取到大約25g的蛋白質。喜歡吃蛋的人，也可以在泡麵裡加蛋。如果再以豆腐或納豆作為配菜，就可以攝取更多的蛋白質。

早餐與午餐，20g＋20g，也就是說，只要將「攝取40g以上的蛋白質」這件事放在心上，晚餐再攝取30g～40g的話，要在一天裡攝取70g～80g的蛋白質，其實並沒有那麼困難。

小專欄

預防腦中風的基本是減鹽與蔬菜 滿滿湯料的味噌湯可以同時做到

過去，長野縣是腦中風死亡率最高的縣，為了改善這個狀況，大約 40 年前，我前往諏訪中央醫院赴任後，就開始進行改善縣民飲食的基層運動。後來長野縣的男女平均壽命都成為全國第 1。

改善飲食的基本是「減鹽」。這是因為如果攝取太多鹽分，會使血壓上升，容易引發腦血管疾病。雖然有些高血壓的患者不受鹽分影響，但畢竟是少數，大多數的患者，血壓與攝取的鹽分都成正比。

想要預防腦中風，與減鹽同樣重要的另一個關鍵是「蔬菜」。這是因為蔬菜中所含的鉀，具有排出體內的鈉（一部分的鹽分）的作用。此外，蔬菜也有「抗氧化」的效果，可以暢通血管，讓血管變得健康。

每日的蔬菜目標攝取量為 350g，在各都道府縣的蔬菜平均攝取量中，超過 350g 的只有長野縣。也許多食用蔬菜的習慣也是長野縣民長壽的原因。

為了攝取更多蔬菜，我建議各位飲用加入許多蔬菜、湯料滿滿的味噌湯，還有進行「肌活」，我就是藉此讓自己的血壓從 140 ～ 90 恢復到正常範圍的 120 ～ 70。

做完懶人體操20選之後，要進行的是「蛋白質活」

除了三餐以外，我也會「少量多次」地補充蛋白質。至於要在什麼時候補充，時間點就在「肌活」運動（鍛鍊肌肉）之後。

有健身習慣的人大概都知道，運動後的30分鐘內，被稱為「肌肉的黃金時段」。因為運動而受損的肌肉細胞，會藉著蛋白質再生，因此，只要把握這個時機，就能夠有效率地增加肌肉。

我在運動過後一定會喝牛奶或吃白煮蛋，不過，只要是富含蛋白質且方便食用的食物，其實吃什麼都可以。像是起司、優格或鮪魚罐頭之類的食品也不錯。

此外，忙碌的時候，我有時也會直接用高蛋白飲料來補充蛋白質。所謂的「高蛋白飲料」，指的是蛋白質含量豐富的營養輔助食品，可以在超市或者是藥妝店之類的地方買到。

鍛鍊的前後，我會飲用富含氨基酸的醪醋，這是因為在製造肌肉的時候，身體需要氨基酸的緣故。除此之外，醋所含的檸檬酸還能消除因運動所造成的疲倦，是很棒的飲料。

對「肌活」很有幫助的高野豆腐和粉豆腐

在黃金時段內進行的「蛋白質活」，也可以攝取豆腐或納豆等大豆製品。其中我想向各位推薦的，是高野豆腐和粉豆腐。

在我居住的長野縣，自古以來就會利用寒冷的氣候讓豆腐結凍，做成凍豆腐。將凍豆腐加以乾燥後，就成了在日本全國各地都能買到的高野豆腐。至於把凍豆腐磨成粉末，就是粉豆腐。

高野豆腐和粉豆腐含有豐富的「抗性蛋白質」，具有讓LDL膽固醇這種壞膽固醇和中性脂肪、血糖值等數值下降的作用。

最糟糕的是肌少性肥胖

一旦罹患代謝症候群，膽固醇和中性脂肪、血糖值、血壓等數值都會隨之上升，但為了防疫而必須過著足不出戶的生活，應該有很多人因此導致體重增加，備感困擾吧。

詢問他們在這段期間都吃了什麼，有很多人的答案都是炒飯，或是炒麵、大阪燒或章魚燒等用麵粉製成的「粉物」。我想這些料理可能是因為方便調理、並且能夠吃得飽，所以才會受到大家歡迎。但是蛋白質與蔬菜都壓倒性地不足，這樣會使代謝症候群更加惡化，可能會讓膽固醇、血糖值和血壓更加上升。

體重增加的原因，是因為體脂肪增加。並且肌肉也因為運動不足而減少，肌少症加上代謝症候群的雙重打擊，對健康來說，是最糟糕的狀態。順帶一提，這個狀態就稱為「肌少性肥胖」。

但正如我在第2章所說，只靠少吃來減重是很危險的。一旦減少食物的攝取量，蛋白質就會不足，會讓肌肉減少，產生罹患肌少症的危險。

白飯或粉物所含的營養素，幾乎都是碳水化合物（醣類），只要將飲食內容改為蛋白質豐富的餐點，再培養進行第1章的20種運動的習慣，就可以增肌、減脂。

即使一天吃3顆蛋，膽固醇指數也不會上升

讀到這裡，各位可能會發現，我很推薦用雞蛋來進行「蛋白質活」。

這是因為雞蛋是種既便宜又方便調理的食材，所以即使是獨居的高齡者，我也會積極建議他們攝取。

除了蛋白質之外，1顆完整的雞蛋中還含有各種的營養素，最好是一天吃3顆左右。然而，只要我向高齡者建議「要吃蛋」，就會有人擔心「膽固醇指數會上升」的問題。

確實，在過去，厚生勞動省訂定了膽固醇的每日攝取基準，因為1顆蛋的膽固醇值大約是300mg，所以曾經有過「醫生建議一天只吃1顆蛋」的時代，這也是事實。

但是，這已經是過時的「常識」了。46年來，我在內科門診看過許多患者的血液數據，但一天吃3顆蛋的人，膽固醇並不會肯定就比較高。即使有數值高的人，也只是因為屬於容易增加膽固醇的體質，雞蛋並不是原因。

厚生勞動省也在2015年改定的「日本人的飲食攝取基準」中，拿掉了關於膽固醇攝取基準上限的記載。

對60多歲以上的人來說，為了確實攝取蛋白質，善用雞蛋是很重要的。

即使不擅長料理，吃生蛋拌飯，或是只要在味噌湯裡多打一顆蛋，就可以有效率地進行「蛋白質活」。請不要受限於過時的常識，在進行「蛋白質活」時多加使用雞蛋。

小專欄

想要提高免疫力，
需要攝取蔬果汁與各種發酵食品

人體具備的免疫系統，分為獲得性免疫與自然免疫兩種。疫苗的目的，就是讓疾病在不會重症化的情況下，使人體產生獲得性免疫。另一方面，當有病毒等病原體入侵人體時，最快對它們展開攻擊的，即是自然免疫。要提高自然免疫的其中一種方法，就是攝取含有「可增加好菌的膳食纖維」的食品，讓被稱為免疫中樞的腸道變得健康。

蔬菜、海藻和菇類含有豐富的膳食纖維，為了能夠攝取這些食物，我建議飲用湯料滿滿的味噌湯（P.105）與蔬果汁。我會將菠菜或小松菜、青椒、高麗菜等，當天家裡現有的蔬菜，用果菜汁機打成汁後飲用。有時也會加入香蕉或蘋果，喝起來會比較順口；或者加入豆漿或優格，同時進行「蛋白質活」。

被認為能夠讓腸道健康、提升免疫力的食品中，發酵食品是其中之一。特別是為了讓腸道內的好菌活性化，搭配食用各種發酵食品，會更有效果。我會以納豆加韓國泡菜、米麴甘酒加優格、沖繩豆腐乳搭配起司的方式來享用。

只要骨質密度夠高，即使跌倒也不會骨折

骨骼一旦變得脆弱，就會引發骨質疏鬆症。一旦罹患骨質疏鬆症，骨質密度與骨量都會減少，變成容易骨折的狀態。即使只是不小心跌倒，也有可能會讓大腿骨這種重要的骨骼骨折，因為這樣而變得臥床不起的案例，也不在少數。

為了避免跌倒，鍛鍊被稱為深層肌肉的核心肌群固然重要，但只要有強健的骨骼，就算萬一真的跌倒，也可以避免骨折。因此，「骨活」是很重要的。

正如我在第1章中所提過的，持續進行「肌活」與「骨活」，讓我的骨質密度增加到130%。這是將年輕人的骨質密度設為100%，表示骨質密度多寡的數值。「130%」這個數字，代表我與同年齡的平均值相比，骨質密度壓倒性地高。我想，這是鎌田式踮腳運動的成果。

如同運動與營養（蛋白質）對「肌活」來說缺一不可，進行「骨活」時，只靠運動並沒有辦法讓骨骼變得強健，還必須要有骨活所需要的營養才行。

我在第2章「『骨活』需要注意的第2點」（第90頁）中提過，「骨活」所需的營養素有鈣、維生素D與維生素K這3種，那麼，這3種營養素又分別具有什麼作用呢？

日本人缺乏作為骨骼材料的鈣質

任誰都知道，鈣是骨骼所需的營養素，不只是骨骼，這同時也是牙齒的材料。然而，在所有年齡層中，日本人的鈣攝取量都明顯不足。如果是50歲以上的人，每日建議的鈣攝取量，男性為700mg，女性則為650mg。

相對於此，所有年齡層的平均每日攝取量，男性為520mg，女性則為509mg，壓倒性地不足。

進入60歲的世代後，因為有罹患骨質疏鬆症的危險，所以攝取的鈣質不能再低於這個平均值。希望正在閱讀本書的人，能以建議攝取量為目標，多補充鈣質。

牛奶、起司與鯖魚罐頭是60多歲以上的人守護骨骼的武器

乳製品是含有豐富鈣質並且吸收率高的食品，200ml的牛奶含有220mg的鈣、100g的原味優格含有120mg、1塊25g的再製起司則含有158mg。

除了乳製品，大豆製品的鈣含量也很豐富。100g的木棉豆腐（約3分之1塊）含有86mg、50g的納豆（大約1盒）含有45mg。

乳製品和大豆製品的好處，在於很多食材同時也含有豐富的蛋白質。為了進行「蛋白質活」而攝取乳製品或大豆製品的同時，也能夠補充鈣質。

說到鈣質，有「可以連骨頭都一起吃下去的小魚，鈣含量較多」這種說法，對日本人來說，是自古以來就很熟悉的鈣質來源。

例如，5g的魩仔魚乾含有10.5mg、80g的水煮鯖魚罐頭（大約1罐）則含有208mg的鈣質。

為了避免鈣質攝取不足，在進行「蛋白質活」的同時，也請多攝取這些食品，確實補充鈣質吧。

對於「骨活」不可或缺的維生素D與維生素K

維生素D可以促進鈣質吸收，即使認為自己攝取了足夠的鈣質，但如果缺乏維生素D，骨骼仍會變得脆弱。

如同我在第2章中所提過的，維生素D是一種可以藉由曬太陽而在體內合成的維生素。不過，只靠這樣是不夠的，所以我們需要攝取含有維生素D的食品，以此補足所需的量。

關於富含維生素D的食品，其中一種是鮭魚、鮪魚和鯖魚等油脂較多的魚類。因為牠們也含有豐富的蛋白質，所以最適合用來補充維生素D。

此外，牛肝或起司、蛋黃等食品，雖然量不像魚類那麼多，但也含有維生素D。

菇類亦是含有維生素D的食品。食品中的維生素D，也會因為曬太陽而增加，也就是說，乾香菇會比新鮮香菇含有更多的維生素D。

我在食用乾香菇之前，會將它們拿去再曬一次太陽，時間大約2小時左右，以此增加更多維生素D。

「骨活」所需的第3個營養素是維生素K。維生素K在促進生成骨骼的造骨細胞運作的同時，還能阻止破骨細胞的活動，藉出這兩個作用，可以抑制骨量的減少，預防骨質疏鬆症。

比起其他食物，納豆的維生素K含量特別高，而且同時含有豐富的蛋白質，如果要補充維生素K的話，沒有比它更適合的了。

除了納豆之外，海苔或海帶芽、羊栖菜等海藻類的維生素K含量也很豐富。蔬菜的話，菠菜或蕪菁葉、麻薏、巴西里、紫蘇等，也含有很多維生素K。

第4章

想挑戰更高的等級時，該怎麼做呢？

鎌田式 開心享受人生一點都不麻煩，迎接輕鬆生活的全新發想方式

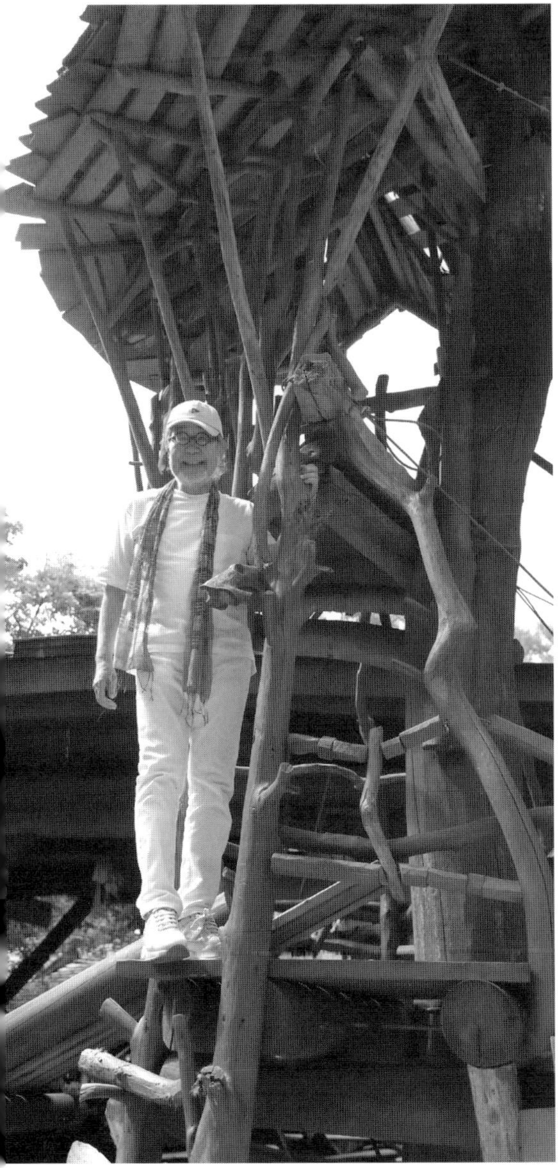

如果不存肌肉，到了70幾歲就得依賴長照保險

根據某份統計數據，現在70歲左右的男性，屬於4分之1的「健康組」的人，可以活到93歲，而女性甚至還能活到99歲。也許有不少人並不想要活這麼久，但這一點無關個人喜好，現在可說已經進入長壽的時代了。

依照最近所發表的研究結果（2020年），日本人的平均壽命，女性為87．74歲，男性則為81．64歲。

對於壽命長短，我並沒有太執著，但直到離世之前都還能夠健健康康、最後燦爛謝幕，才是我的目標。

要達成這個目標，重要的就是肌肉。即便因為過著居家防疫的生活等原因而導致運動不足，但現階段，也許各位並不會覺得在生活上有什麼不便。

然而，正如我在第2章所提過的，肌肉在過了40歲之後，會以每年1～1．2％的量減少，所以，中高齡者如果沒有刻意鍛鍊肌肉，進行「存肌肉」的話，肌肉就會漸

漸變少，最後演變成需要依靠長照保險。我認為這種影響應該會在70歲時開始浮現。

只要做3分鐘的懶人體操，就能元氣滿點，自在走跳

我在講座上會不斷強調：「存肌肉比存錢更重要。」不論累積多少財富，如果不能靠自力前往餐廳或是出門旅行，那活著也沒什麼樂趣。為了避免這種情況發生，就要把肌肉看得比金錢更重要。關於健康這件事，我想各位應該有很多擔心的問題，但希望各位最先考慮的，就是肌肉。只要還有一口氣在，要說「存肌肉」就是能否維持健康、充滿活力的關鍵，也不為過。

為此，需要的就是第1章中介紹過的20種運動。

這些運動雖然是以為了「存肌肉」的「肌活」運動為主，但也包含了預防骨質疏鬆症的「骨活」運動、預防失智症的大腦體操、還有預防說話與吞嚥的肌肉衰弱等口腔衰弱的運動。

作為主要內容的「肌活」運動，除了鍛鍊步行所需的腰腿肌肉外，還有預防駝背的

背肌與腹肌、讓人不容易跌倒的核心肌群這種深層肌肉，以及強化據說會影響壽命、與握力有關的肌肉等，幾乎網羅了所有重要的肌肉。此外，除了健走以外的「肌活」，幾乎都可以在3分鐘內完成。有研究數據指出，每1小時做3分鐘的運動，就有辦法降低死亡的風險。懶惰的我之所以可以堅持做運動，正是因為只需要3分鐘就能夠做完的關係。

只要做運動，不只血壓與血糖值下降，外表也會變好看

在這本書的讀者中，我想應該有很多人在年輕時有從事過運動，但因為工作等緣故，生活變得忙碌，漸漸地就不運動了。

我有一個50多歲的朋友，是位在學生時代參加過運動社團、但大學畢業後就完全沒有在運動的男性，我想這樣的人應該意外地多吧。

當然，他本人也想著，要是有什麼機會的話就要開始運動，但是卻一直沒出現契機。

對這種類型的人來說，只要訂下目標，他們就會開始行動。前面已經提過，我的目標

是即使到了80、90歲，還能夠去看電影或旅行。但以「開始運動」的理由來說，這個遠期目標太過遙遠，對有意願想要開始運動的人而言，或許需要一個較近的近期目標。

體重增加、出現代謝症候群的徵兆、血壓或血糖值升高的人，只要運動，這些數值就會下降，所以不妨以此為目標。像深蹲（寬步深蹲與超慢速深蹲）就是對改善高血糖很有幫助的運動。

這個機制相當明確：只要運動，就會產生肌肉激素這種抗老化荷爾蒙，血糖值和糖化血色素等與糖尿病有關的數值會因此下降。

此外，代謝症候群如果有所改善，腹部一帶也會變得緊實，外表也會跟著變好看。

如果是女性，做對角線運動（使用手腳進行2點支撐）或橋式，可以減少臀部的脂肪、稍微增加肌肉，打造出美臀，並且因為能夠同時鍛鍊到腹肌與背肌，應該可以期待預防駝背的效果。

即使不擅長運動，只要看到數值有所改善，也會想繼續做下去

年輕時有過運動習慣的人，只要有個契機，就能夠重拾運動，但世界上也有不擅長運動、被稱為「運動白痴」的人存在。

我認識一位63歲的男性友人，從小時候開始，對運動就很不擅長，體育課的成績不好，也沒有參加過社團的經驗。

但是，只有「步行」這件事不會讓他感到痛苦，所以在疫情之前，他會在出門上班時順便走上1~2小時，享受散步的樂趣。

然而，因為疫情的關係，幾乎所有工作都變成以遠距的方式進行，讓他一口氣陷入運動不足的狀態。他除了因為高血壓而接受藥物治療之外，雖然還不到要服藥的地步，但與糖尿病有關的數值也很高，因此，他對於不能進行散步這項唯一會做的運動而感到非常憂慮。

於是，他接受了我的建議，開始做深蹲。

雖然剛開始的時候，他連5次都做不了，但漸漸地，可以做滿完整1組的10次。糖尿病相關的數值也有所改善，糖化血色素的數值從6．4％降至5．7％。由於代謝症候群健檢的基準是5．6％以下，這個結果可說是相當接近基準值了。

此外，在服用降壓藥的情況下，血壓也從130／85㎜Hg左右，下降至110／70㎜Hg一帶，有時候也會來到100／60㎜Hg附近。我建議他可以向主治醫生詢問，是否可以減藥。

對運動一竅不通的他，雖然是在半信半疑的狀態下開始做深蹲，但因為受到數值改善的鼓舞，現在仍然持續進行。即使是像他這樣不擅長運動的人，只要看得到成果，就會產生想繼續努力的心情。

之所以會這樣，就是我在第2章所提過的，運動會分泌睪固酮這種挑戰荷爾蒙的關係。即使是什麼運動都做不來的運動白痴，只要能體會到成就感，就會想要繼續挑戰，更上一層樓。

只要持續運動，也能改善因為疫情所造成的憂鬱或失眠

雖然都說「只要接種疫苗的人數變多，就可以一口氣撲滅疫情」，但看起來並非如此，已經有「明明接種過疫苗，但卻感染了感染力增強的變異株」這樣的個案出現。除此之外，也有一定數量的人不想接種疫苗。

以日本人的感覺來說，雖說疫苗已經普及，但應該也很難像歐美那樣，拿下口罩過日子。雖然不知道未來會如何，但就我個人的觀點來看，應該暫時還是會維持著「在吃飯以外的時間戴口罩、避免3密」的生活方式吧。也就是說，某種程度的「居家防疫」的生活型態，可能還會再持續一段時間。

持續過著足不出戶的生活，有件事會特別令人擔憂，那就是我在第2章裡提過的「疫情憂鬱」。我在門診看診時，感覺與過往相比，情緒低落的人變多了。

說是憂鬱，其實不單只有這個情緒，其他還有焦躁、不管什麼事都往壞處想，導致

※中文版註：本書的成書時間尚處於疫情狀況與相關對應措施嚴謹的時期

自我否定等，症狀五花八門。也有人會出現失眠或容易疲倦等生理上的不適。此外，以吃東西作為宣洩壓力的出口而過量飲食，或是反而食欲不振、吃不下東西的人，也不在少數。

不用說，本書所介紹的20種運動，對於消除疫情憂鬱也很有效果。特別是健走（快慢走），能夠改善自律神經的平衡，可以有效緩解「因壓力所造成的緊張或不安」。為了健走而外出時，請享受一下季節的流轉。如果是初夏，植物的綠意看起來會特別美麗，秋季的話則能欣賞樹葉轉紅的變化。在心情沒有餘裕的時候，更應該要積極地享受季節感。

此外，沐浴在陽光下也能夠消除壓力。特別是在早上起床時，只要曬太陽，就可以重新設定生理時鐘，分泌名為血清素的幸福荷爾蒙。對於疫情憂鬱來說，沒有比這個更好的解方了。

血清素同時也是睡眠荷爾蒙「褪黑激素」的原料，這種激素能夠調整睡眠與起床的節奏，關於失眠等症狀，應該也會有所改善。

以「今天比昨天更美好一點」為口號進行的懶人體操

過著在家防疫的生活，另一件令人擔心的事情就是失智症。這一點在第2章中也有提過，如果幾乎足不出戶，對大腦的刺激就會減少，產生認知功能下降的風險。

運動對於預防失智症的好處，相信不需要再次強調。世界上已經有許多論文指出，運動對於失智症相當有效，特別是「肌活」運動與健走等有氧運動，對於提升認知機能更有效果。如果再加上針對預防失智症所設計的大腦體操，應該就萬無一失了。

話雖如此，如果在做的時候心不甘情不願的話，對大腦來說並不是好事，這是因為大腦具有「在做有趣或喜歡的事情時就會活性化」這個特徵。

當然，即使在日常生活中，去做有趣的事情也是很重要的。特別是與他人分享快樂，或是發揮所長、對社會有所貢獻的喜悅，這些不單只是讓大腦活性化，也會成為讓人正面積極過生活的原動力。

因為疫情的關係，與他人交流也因此變得很困難，我想是不是有很多人已經忘了這件重要的事了呢？

只要每天都從我本人也在做的20種運動中選出幾項來做，應該就會漸漸地展現巨大的成果。為了能夠讓自己即使到了90歲還能充滿元氣，請各位一定要加以實踐。

在漫長的人生中，會遇到各種困難，有時候也會像疫情嚴峻時那樣，無法隨心所欲地做想做的事。在這種時候，有句話希望各位能常掛在嘴邊，那就是「今天比昨天更美好一點」。這句話與未來的希望是息息相關的。

負責本書企劃與編輯的加藤紳一郎先生，還有寫手福士齊先生，兩位在線上與我討論後，就親自跑到信州來，一邊看著我鍛鍊的樣子、一邊思考要如何表達得更淺顯易懂，3個人為此開了無數次的線上會議。因為有他們，這本書才能完成，在此致上我的謝意。

即使步調緩慢，但只要感受到自己一點一滴地進化，人生應該就會變得更加開心。我是如此確信的。

PROFILE

鎌田實（かまた・みのる）

1948 年生於東京。1974 年畢業於東京醫科齒科大學醫學系，於 1988 年就任諏訪中央醫院院長，對推廣與地區一體化的醫療、改善飲食生活以及關於健康的意識改革等活動不遺餘力。2005 年，就任同院名譽院長。在車諾比核事故發生後，從 1991 年起，派遣醫師團前往白羅斯境內受放射性污染的地帶，提供藥品支援。自 2004 年起，對伊拉克的 4 間兒童醫院提供醫療支援，並在難民營中設立 5 間基層醫療照護所 。關於日本國內的活動，則會前往以東北為首的全國各處受災地，舉辦講座和進行支援活動。近年，以「打造健康」、「照護」為主題的講座也有所增加。著有《迎接樂活長壽的鎌田式 5 大養生術》、《迅速提升肌力 預防高血壓、高血糖、失智症！鎌田式 只需要 10 秒的慢速肌活》（暫譯，KADOKAWA）等作品。

鎌田 實 官方網站
http://www.kamataminoru.com

TITLE

鎌田式懶人肌肉鍛鍊操

STAFF

出版　瑞昇文化事業股份有限公司
作者　鎌田實
譯者　林芸蔓

創辦人 / 董事長　駱東墻
CEO / 行銷　陳冠偉
總編輯　郭湘齡
文字編輯　張聿雯　徐承義
美術編輯　李芸安
國際版權　駱念德　張聿雯

排版　曾兆珩
製版　明宏彩色照相製版有限公司
印刷　龍岡數位文化股份有限公司

法律顧問　立勤國際法律事務所　黃沛聲律師
戶名　瑞昇文化事業股份有限公司
劃撥帳號　19598343
地址　新北市中和區景平路464巷2弄1-4號
電話　(02)2945-3191
傳真　(02)2945-3190
網址　www.rising-books.com.tw
Mail　deepblue@rising-books.com.tw
港澳總經銷　泛華發行代理有限公司

初版日期　2024年10月
定價　NT$350/HK$109

ORIGINAL JAPANESE EDITION STAFF

デザイン　田中俊輔（PAGES）
DTP　平野昌人（マイセンス）
編集協力　福士 斉
撮影　渡辺七奈
イラスト　小林孝文
撮影協力　カナディアンファーム（長野県諏訪郡原村）
印刷　シナノ書籍印刷

國家圖書館出版品預行編目資料

鎌田式懶人肌肉鍛鍊操 / 鎌田實作；林芸蔓譯. -- 初版. -- 新北市：瑞昇文化事業股份有限公司, 2024.10
128面； 14.8x21公分
ISBN 978-986-401-774-4(平裝)
1.CST: 肌肉 2.CST: 運動訓練 3.CST: 運動健康 4.CST: 健身操

411.711　　113012503